# 现代超声诊断与新技术

主编　张　靖　张　云　杨金秀　崔　娜

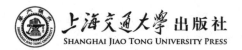

上海交通大学出版社
SHANGHAI JIAO TONG UNIVERSITY PRESS

## 内容提要

本书首先介绍了超声诊断基础；然后重点阐述了甲状腺疾病、肝脏疾病、胆道疾病等的超声诊断。本书反映了该学科近年来发展的新技术、新方法，强化了超声医学与临床各学科之间的联系，实现了基础与应用、超声与临床、局部与系统的高度结合，适合各级医疗机构从事超声工作的医师参考学习。

**图书在版编目（CIP）数据**

现代超声诊断与新技术 / 张靖等主编. --上海：
上海交通大学出版社，2023.12
ISBN 978-7-313-28934-6

Ⅰ．①现… Ⅱ．①张… Ⅲ．①超声波诊断 Ⅳ.
①R445.1

中国国家版本馆CIP数据核字（2023）第115439号

## 现代超声诊断与新技术
XIANDAI CHAOSHENG ZHENDUAN YU XINJISHU

主　　编：张　靖　张　云　杨金秀　崔　娜
出版发行：上海交通大学出版社
邮政编码：200030
印　　制：广东虎彩云印刷有限公司
开　　本：710mm×1000mm　1/16
字　　数：213千字
版　　次：2023年12月第1版
书　　号：ISBN 978-7-313-28934-6
定　　价：198.00元

地　　址：上海市番禺路951号
电　　话：021-64071208

经　　销：全国新华书店
印　　张：12.25
插　　页：2
印　　次：2023年12月第1次印刷

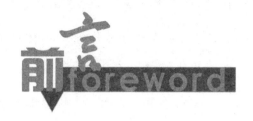

前言 foreword

　　超声医学随着临床医学的发展,呈现出高速发展的态势,超声检查涉及的范围大幅度拓展,包括腹部、血管、浅表器官、神经、肌肉等全身大多数器官和组织;超声医学也从单纯的灰阶超声发展成包括彩色多普勒超声、三维超声、超声造影和介入超声的综合型检查学科,其中介入超声开展的多种微创治疗所显示出的实时性、安全性和有效性等特点,正逐步得到临床医师和患者的认可。同时,现代超声医学不仅在医院门诊和住院患者的诊治过程中发挥着重要作用,在正常人群的常规体检方面也获得了广泛应用。因此,这对超声影像科工作人员的影像检查技术、诊断技术提出了更严格的要求。同时,作为新时代的临床一线医师,应该学习各种超声影像学诊断技巧和掌握超声影像图片分析能力,学会通过超声影像检查结果来判断患者病情,掌握疾病诊断和鉴别诊断要点。《现代超声诊断与新技术》汇集了多位超声影像领域的专家,在参阅了国内外大量文献的同时,将自己多年的临床经验融汇其中,可作为从事超声影像专业工作者的参考用书。

　　本书首先介绍了超声诊断基础;然后重点阐述了甲状腺疾病、肝脏疾病、胆道疾病等的超声诊断。本书内容丰富、新颖,结构严谨,反映了该学科近年来发展的新技术、新方法,强化了超声医学与临床各学科之间的联系,实现了基础与应用、超声与临床、局部与系统的高度结合,是一本集专业性、前沿性和可操作性于一体的超声诊断书籍。本书适合各级医疗机构的超声科医师参考学习。

　　本书在编写过程中,尽管编者已经竭尽全力,但由于时间原因及自身知识水平的限制,书中难免存在疏漏和不足之处,望广大相关专业同仁提出宝贵意见和建议,共同促进临床超声医学的发展。

《现代超声诊断与新技术》编委会

2022 年 12 月

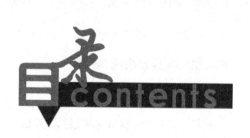

目录 contents

# 第一章　超声诊断基础

## 第一节　超声波的反射和透射

　　超声波从一种介质传播到另一种介质时,若在界面上介质声阻抗突变或界面的线度远大于声波波长和声束直径,那么在界面上一部分能量反射回来(形成反射波),另一部分能量透过界面在另一种介质中传播(形成透射波),在界面上,声能(声压、声强)的分配和传播方向遵循一定的变化规律。

### 一、超声波垂直入射到平面界面上的反射和透射

　　当超声波垂直入射到足够大的光滑平面时,将同时发生反射和透射,如图 1-1 所示。反射波和透射波的声压(声强)由声压反射率(声强反射率)和声压透射率(声强透射率)表示。

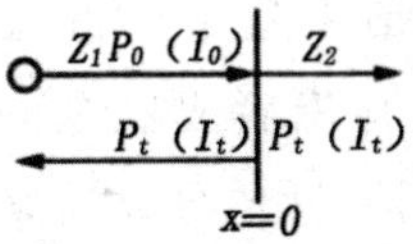

$$Z_1 P_0\ (I_0)\ \big|\ Z_2$$
$$P_t\ (I_t)\ \big|\ P_t\ (I_t)$$
$$x=0$$

**图 1-1　超声波垂直入射到平面界面上的反射和透射**

　　设入射波的声压为 $p_0$(声强为 $I_0$),反射波的声压为 $p_r$(声强为 $I_r$),透射波的声压为 $V p_t$(声强为 $I_t$)。界面上反射波的声压 $p_r$ 与入射波声压 $p_0$ 之比为界面的声压反射率,用 r 表示:

$$r=\frac{p_r}{p_0}=\frac{Z_2-Z_1}{(Z_2+Z_1)}$$

式中，$Z_1$ 为介质 1 的声阻抗，$Z_2$ 为介质 2 的声阻抗。

界面上反射波的声强 $I_r$ 与入射波声强 $I_0$ 之比为界面的声强反射率，用 $R$ 表示：

$$R = \frac{I_r}{I_0} = \frac{\left(\dfrac{p^2 r}{2Z_1}\right)}{\left(\dfrac{p_0^2}{2Z_1}\right)} = \frac{p^2 r}{p_0^2} = r^2 = \left[\frac{(Z_2 - Z_1)}{(Z_2 + Z_1)}\right]^2$$

界面上透射波的声压 $p_t$ 与入射波声压 $p_0$ 之比为界面的声压透射率，用 $t$ 表示：

$$t = \frac{p_t}{p_0} = \frac{2Z_2}{(Z_2 + Z_1)}$$

界面上透射波的声强 It 与入射波声强 $I_0$ 之比为界面的声强透射率，用 $T$ 表示：

$$T = \frac{I_t}{I_0} = \frac{\left(\dfrac{p_t^2}{2Z_2}\right)}{\left(\dfrac{p_0^2}{2Z_1}\right)} = \frac{Z_1}{Z_2} \times \frac{p_t^2}{p_0^2} = \frac{4Z_1 Z_2}{(Z_2 + Z_1)^2}$$

可知，$R + T = 1$。在理想情况下，超声波垂直入射到界面上时，声压和声强的分配与界面两侧介质的声阻抗有关，下面做进一步讨论。

(1)当 $Z_2 > Z_1$ 时，$r > 0$，反射波声压与入射波声压同相位，界面上反射波与入射波叠加，类似驻波，合成声压振幅增大为 $p_0 + p_r$。

(2)当 $Z_2 < Z_1$ 时，$r < 0$，即反射声压与入射声压相位相反，反射波与入射波合 r 成声压振幅减小为 $p_0 + p_r$。

(3)当 $Z_2 \ll Z_1$ 时，声压反射率趋于 $-1$，透射率趋于 0，即声压几乎全反射，无透射。在超声诊断时，探头与患者皮肤之间的空气将阻碍超声波传入人体。为获得高质量的图像，需要用液性传导介质来连接探头与患者体表，同时超声波不能检测含气组织。

(4)当 $Z_2 \approx Z_1$ 时，$r \approx 0$，$t \approx 1$，超声波几乎全透射，无反射(图 1-2)。

## 二、超声波倾斜入射到平面界面上的反射和透射

### (一)波形转换

当超声波斜入射到界面时，在反射波和透射波中除了与入射波同类型的成分外，还会产生不同类型的波成分，这种现象即为波形转换。

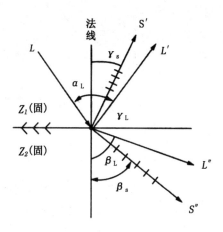

图 1-2 超声波倾斜入射到平界面上的反射和折射

### (二)反射、透射定律

反射、透射定律(斯涅尔定律)可通过以下特征描述。

(1)反射、透射波线与入射波线分别在法线的两侧。

(2)任何一种反射波或透射波所对应角度的正弦与相应的声速之比恒等于一个定值。

(3)同种波形的反射角与入射角相等。发生透射时,声速大的介质,对应的角度也较大。

### (三)临界角

超声波由声速较慢的第一介质向声速较快的第二介质入射时,使第二介质中的透射角等于 90° 的入射角称为临界角,此时声波完全不能透射(全反射)。若第二介质为固体,则在固体中出现透射的纵波和横波。使纵波透射角为 90° 的入射角称为第一临界角,使横波透射角为 90° 的入射角称为第二临界角。实际中,超声探头的探测角度一般不超过 −24°～24°,这样既保证了一定的信号强度,也可避免全反射。

### (四)反射率与透射率

超声波纵波斜入射到声阻抗为 $Z_1$ 和 $Z_2$ 两种介质的界面上,声压反射率为:

$$r = \frac{p_r}{p_0} = \frac{(Z_2\cos\alpha_L - Z_1\cos\beta_L)}{(Z_2\cos\mathrm{L} + Z_1\cos\beta_L)}$$

声压透射率为:

$$t = \frac{p_t}{p_0} = \frac{2Z_2\cos\alpha_L}{(Z_2\cos\alpha_L + Z_1\cos\beta_L)}$$

$$R = \frac{I_r}{I_0} = \frac{(Z_2 \cos\alpha L - Z_1 \cos\beta L)}{(Z_2 \cos\alpha L + VZ1 \cos\beta L)^2}$$

声强透射率为:

$$T = \frac{I_t}{I_0} = \frac{4 Z_1 Z_2 \cos\alpha_L \cos\beta_L}{(Z_2 \cos\alpha_L + Z_1 \cos\beta_L)^2}$$

且 $R + T = 1$。界面声阻抗差越大,反射波幅度越大。

### 三、超声波在曲面界面上的反射和透射

超声波入射在曲面界面上时会发生聚焦或发散现象,其取决于曲面形状和界面两侧介质的声速。一般而言,曲面的凹凸形状以第二介质的界面形状为基准。

#### (一)反射波

当界面为球面时,具有焦点,反射波波阵面为球面。凹球面上的反射波好像是从实焦点发出的球面波,凸球面上的反射波好像是从虚焦点发出的球面波。界面为柱面时,具有焦轴,反射波波阵面为柱面。凹柱面上的反射波好像是从实焦轴发出的柱面波,凸柱面上的反射波好像是从虚焦轴发出的柱面波,如图 1-3 所示。

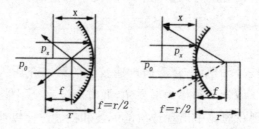

图 1-3　平面波在曲面界面上的反射

#### (二)透射波

透射波产生聚焦还是发散,不仅与曲界面的凸、凹有关,而且与两种介质的声速 $c_1$ 和 $c_2$ 有关。由折射定律知,平面超声波入射到 $c_1 < c_2$ 的凹曲面和 $c_1 > c_2$ 的凸曲面上时,其透射波将聚焦;平面超声波入射到 $c_1 > c_2$ 的凹曲面和 $c_1 < c_2$ 的凸曲面上时,其透射波将发散,如图 1-4 所示。

当界面为球面时,透射波波阵面为球面,透射波好像是从焦点发出的球面波;界面为柱面时,透射波波阵面为柱面,透射波好像是从焦轴发出的柱面波。

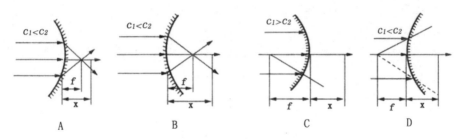

**图 1-4 平面波在曲面界面上的透射**

## 四、超声波多层透射与声耦合

### (一)声耦合

在超声医学应用中,超声换能器与被探测对象之间存在空气界面,如图 1-5 所示,由于空气声阻抗很小,这时,$r=-1,t=0$,产生全反射,难以使超声波进入组织。因此需要用适当的耦合介质来填充这些空气,这样,探头、耦合剂与人体构成了一个多层声波传播介质。

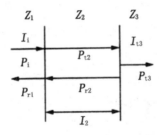

**图 1-5 超声波在多层介质中的反射与透射**

### (二)超声波垂直入射到多层平面界面上的反射及透射

应用超声波垂直入射到单一平面界面上反射和透射的公式,可知透射入第三层介质中的超声声强透射系数:

$$T_{13}=\frac{I_{t_3}}{I_{t1}}=\frac{4Z_3Z_1}{\left[(Z_3+ZV_1)^2\cos^2k_2l_2+(Z_2+\dfrac{Z_1Z_3}{Z_2})^2\sin^2k_2l_2\right]}$$

式中,$l_2$ 是中间层厚度,$k_2=2\pi/\lambda$。根据中间层厚度 $l_2$ 与波长 $\lambda$ 的关系,可知:

(1)如果 $l_2\ll\lambda$,无耦合剂时,且探头表面与体表紧密接触

$$T_{13}\approx\frac{4Z_3Z_1}{(Z_3+Z_1)^2}$$

（2）如果 $l_2 = n\lambda/2$（半波长的整数倍）

$$T_{13} \approx \frac{4Z_3Z_1}{(Z_3+Z_1)^2}$$

（3）如果 $l_2 = (2n+1)\lambda/4$（1/4 波长的奇数倍）

$$T_{13} \approx \frac{4Z_3Z_1}{(Z_2+\frac{Z_1Z_3}{Z_2})^2}$$

当超声耦合剂声阻抗 $Z_2 = \sqrt{(Z_1+Z_3)}$ 时，可以推得 $T_{13} = 1$。此时，所有超声波能量可全透入人体组织内。

**（三）超声波斜入射到多层平面界面上的反射与透射**

当 $Z_1 = Z_3$ 时，求得的声强透射系数 $T_{13}$ 为：

$$T_{13} = \frac{I_{t3}}{I_{t1}} = \frac{4}{[4\cos^2\alpha_2 l_2 + (\frac{1}{Z}+Z)\sin^2\alpha_2 l_2]}$$

式中，$\alpha_2 = k_2\cos\theta_2$，$k_2 = 2\alpha/\lambda$，$Z = Z_2\cos\theta_1/Z_1\cos\theta_2$，$\theta$ 为超声波从第一介质入射到第二介质的入射角，以为超声波从第一介质入射到第二介质的折射角。

同样，当超声耦合剂声阻抗 $Z_2 = \sqrt{(Z_1+Z_3)}$ 时，可以推得 $T_{13} = 1$。此时，所有超声波能量可全透入人体组织内。

# 第二节　人体组织超声成像

超声在人体组织中的传播，回声的强弱取决于两种介质的声阻之差、入射超声与界面的角度，并与组织成分有关。

现代超声诊断仪显示实时动态图像，二维超声显示动态切面图、M 型显示实时幅度-时间曲线、频谱多普勒显示实时频移-时间曲线。

**一、二维超声成像**

二维超声包括线阵、凸阵或相控阵（扇形）等为电子扫描，每秒成像 30 帧以上。探头发射多数扫描线，入射人体，快速扫描被检部位，每条扫描线遇不同声阻的组织界面产生反射、散射回声,由浅入深的回声按序显示在监视器上即成二维图像(图 1-6)。

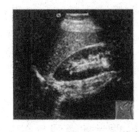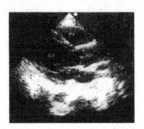

图 1-6 二维超声成像示意图

**(一)正常人体组织及脏器的结构与回声规律性**

正常人体组织从声学特性上分为 3 类:①人体软组织的声学特性(声速、声衰减等)与水近似属一类;②骨骼;③空气。

**1.皮肤及皮下组织的回声规律**

均为实性软组织,皮肤深部依次为皮下脂肪、肌肉;胸、腹部深层为胸、腹膜壁层及胸腹腔间隙;四肢及外周则深部为骨膜及骨骼。超声束在经过皮肤-皮下脂肪-肌肉-胸、腹膜壁层-胸、腹腔间隙等上述两种组织间的界面时,产生强弱不等的反射与散射,在声像图上显示界面回声,在一种组织内部根据组织声阻均匀性,决定回声的强弱。

**2.实质性组织或脏器的回声规律**

实质性脏器如肝、脾、肾、甲状腺、子宫、脑等脏器,表面均有致密的结缔组织包膜,内部结构均匀一致的组织回声弱,如脑及神经组织、淋巴结等;内部结构不均匀的各有一定结构特点,如肝脏呈楔形,外有包膜,内以肝细胞为主,有汇管区,门静脉、肝静脉、肝动脉、胆道各自成树枝状有序分布;超声束经腹腔间隙-肝包膜-肝实质-肝内管道之间的各个界面反射,肝内细小结构间有散射,显示肝声像图。肾脏声像图显示低回声的肾脂肪囊,较强回声的细线状肾包膜,低回声的肾皮质、锥体,较强回声的肾盏及肾盂与肾门。横纹肌由肌纤维、肌束组成,肌束外均有肌膜包裹,形成无数声阻不同的界面,回声明显不均匀。

**3.含液体脏器的回声规律**

含液脏器如眼球、胆囊、膀胱、心脏、血管等,结构特点为有实性组织为壁,壁厚薄不一,正常脏器壁整齐,腔内液体各脏器密度不一,尿液密度小,依次为胆汁、眼玻璃体($1.010 \text{ g/cm}^3$)、血液($1.055 \text{ g/cm}^3$)。胆囊、膀胱壁,由外向内为浆膜、肌层及黏膜层,腔内为声阻均匀的胆汁、尿液。经腹超声束先经腹壁各层-肝脏前-肝后缘-胆囊前壁-胆汁-胆囊后壁,声像图上分别显示各界面回声,腔内为无回声区(图1-7)。心脏壁较厚,有特定的结构,腔内血液为较黏稠液体。超声束经前胸壁—胸腔间隙—右心室前壁(心外膜—心肌—心内膜)—血液—室间隔—血液—心后壁,各界面均有回声,血液通常为无回声,灵敏度高的仪器可显示血液中的极低回声。

4.含气脏器的回声规律

含气脏器如肺,肺表面有包膜、肺泡壁,肺泡内充气,超声束经胸壁、胸膜到达肺泡壁与气体交界处,因声阻相差悬殊,两者的声强反射系数为0.998 9,即99.89%的能量被反射,几乎无能量进入肺内。回声能量在探头-空气之间往返反射多次,反射波在组织中传播能量逐渐衰减,声像图中显示距离相等(胸壁)的多次反射,回声强度逐渐减弱(图1-8)。即超声不能穿透肺内气体,不能显示正常肺内结构及被正常肺遮盖的深部结构与病变。同理,胃、肠胀气时,超声亦无法显示胃肠深部组织。

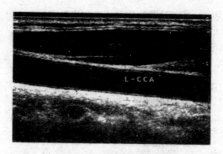

**图1-7　含液脏器声像**

正常左颈总动脉(L-CCA)显示动脉壁及腔内无回声区

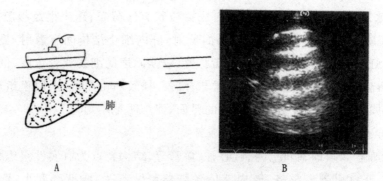

A　　　　　　　　　　　　　　　　　　B

**图1-8　含气脏器的超声成像**

A.正常肺的多次反射示意图;B.声像图

### 5.正常骨骼回声规律

正常骨由骨密质构成骨板,含钙质多,与周围肌肉声阻相差数倍,超声束经软组织—颅骨界面声强反射系数为 0.32,即 32% 的能量被反射,二维图上显示强回声。骨板下为骨松质,由骨小梁交织排列成海绵状,超声进入骨松质后在海绵状结构中来回反射、折射,能量被吸收衰减,不能穿透骨骼(除头颅颞侧骨板最薄处外),骨骼后方无超声,称声影(图 1-9)。即超声不能显示骨组织的内部结构及骨髓腔,也不能显示骨骼后方的组织或脏器。

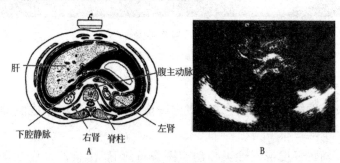

**图 1-9 骨骼超声成像示意图**

A.骨组织结构示意图;B.骨回声及声影的声像图。GB:胆囊;P:胰腺;AO:主动脉;PV:门静脉;S:声影

### (二)病理组织的声学特性与回声规律

病理组织的声学特性可分为液性、实质性、钙化、气体。同一疾病在病程中不同时期的声学特性可不同,回声亦不相同,但不同疾病在病程中某一时期可能出现声学特性类似的病变,如肝脓肿早期炎症为实质性占位病变表现,声像图相似,肝脓肿化脓期为肝内液性占位病变,肝癌巨块型中心可液化、坏死、出血,超声图显示亦为肝内液性占位病变。

### 1.液性病变

液性病变包括囊肿、积液、脓肿、液化等。单纯囊肿通常液体稀,壁薄、光滑,二维超声显示清晰无回声区,边界清楚,伴有光滑、较强线状回声,呈圆形或椭圆形(图 1-10)。积液可为浆液、黏液、血性液或脓液,为清晰或不清晰的无回声区,形状与所在部位有关。脓液与坏死液化,如坏死完全为无回声区,坏死不完全则无回声区内常有多少不等的低回声,边界多不整齐,形态不规则。

### 2.实质性病变

实质性病变,病理上可有水肿、炎性浸润、纤维化、瘢痕、肿瘤、结石、钙化、血栓、斑块等,可以发生在各种组织或脏器内。

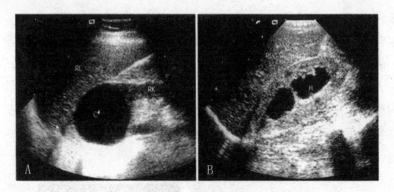

**图 1-10  肾液性病变**

A.肾上极囊肿;B.中量肾积水。

RL:肝右叶;RK:右肾;H:肾积水;C:囊肿;箭头示侧壁声影

(1)水肿:局部组织或脏器水肿,声像图显示局部组织增厚或脏器各径增大,内部回声较正常部位低。

(2)炎性浸润:轻度或慢性炎症超声图像可无异常,急性炎症常局部肿大,炎症局限时如脓肿早期,局部回声增多、增强伴分布不均匀。

(3)纤维化:纤维组织较致密,含胶原较多,声阻较大,在其他组织中有纤维组织增生或局部纤维化,声像图显示局部回声增强,但无声影。

(4)瘢痕:为胶原纤维组织收缩成瘢痕,超声显示局部斑块状强回声。大的瘢痕后方可有声影。

(5)肿瘤:占位性病变,有良性、恶性之分,多呈圆形。良性肿瘤多有包膜,内部结构多较均匀。超声显示有线状包膜回声,表面规则,内部回声多均匀。恶性肿瘤生长快,多无包膜,向周边浸润生长,小肿瘤多为瘤细胞,稍大肿瘤内部有坏死、出血,超声显示肿瘤边界不平或有伪足样伸展,小肿瘤内部多为低回声,稍大者内部回声强弱不一。含液脏器如胆囊、膀胱壁发生肿瘤,多突向腔内(图 1-11)。

(6)结石:结石以胆道系统及泌尿系统多见,多含钙盐,超声显示强回声伴后方声影(图 1-12)。

(7)钙化:钙盐沉积常可见于结核病灶、风湿性瓣膜病、肿瘤内、动脉粥样硬化斑块中。声像图表现局部回声明显增强并伴后方明显声影。

(8)血栓:可发生在心腔及血管内,由于血栓发生时间不同,内部组成成分不一,声像图显示早期新鲜血栓为很低回声,不易发现,陈旧血栓内有纤维增生或机化,回声明显增强。

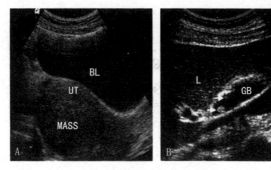

**图 1-11　实性肿物声像图**

A.子宫内圆形实性肿物,内部回声均匀,BL 为膀胱,UT 为子宫,Mass 为肿物;B.胆囊内实性小突
起(箭头所示),分别来自前、后壁,表面光滑。L 为肝,GB 为胆囊

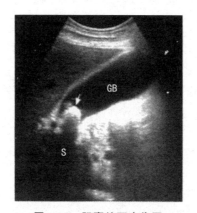

**图 1-12　胆囊结石声像图**

胆囊(GB)颈部有一强回声团(↓),边界清楚,其旁有数个小团,伴后方声影(S)

(9)斑块:发生于动脉粥样硬化的血管壁,声像图显示斑块回声强弱不一(与
组成成分有关),并向腔内突起(图 1-13)。

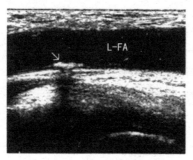

**图 1-13　动脉斑块声像图**

左股动脉(L-FA)后壁强回声为钙化斑块,伴后方声影

3.含气病变

(1)含气脏器内病变:肺内任何病变,位于肺边缘,表面无正常肺遮盖者超声均能显示,如肺脓肿、肿瘤等。肺外病变如大量胸腔积液将肺压缩萎陷,超声可穿过少气或无气(实变)的肺组织检查病变。胃内空腹时有气体影响检查,可饮水充盈胃腔后检查观察全胃,肠管亦可充液驱气后检查,不仅可显示胃、肠壁病变,还可显示胃肠后方的胰腺、腹膜后组织及输尿管等病变。

(2)含气脏器穿孔、破裂:胃肠穿孔,胃肠内气体逸出至腹腔,积存在腹腔的高位处,仰卧位可进入肝前间隙,左侧卧位进入肝右间隙,超声检查局部各肋间均显示气体,无肝脏回声,但在低位或改变体位后检查,肝位置正常,表明腹腔有游离气体,超声十分敏感。肺泡破裂,气体进入胸膜腔,超声无法与肺内气体回声区分。含气病变如巨结肠,肠管内充满气体,压力大,触诊似实性肿块,超声从前方(高位)或侧方检查均为强烈气体回声。

4.骨骼病变

骨骼(除颅骨颞侧外)诊断超声无法穿透。骨折即骨组织折断即使是裂缝超声即可从裂缝中穿过,显示骨折线。骨质因病变被破坏如化脓性骨髓炎、骨肿瘤图等,超声可显示病变的大小及声学性质及周围软组织受侵犯情况。

**二、M型成像**

**(一)M型超声**

以单声束经皮肤－皮下组织－胸膜腔－心包－心室壁－血液－室间隔－血液－二尖瓣－血液－心脏后壁,在两种结构界面处产生反射,自前向后形成一纵列回声点,随心脏的收缩、舒张而前后运动,此列在监视器上自左向右等速移动,使这列回声随时间展开成为曲线。

**(二)正常M型曲线**

正常心脏各部位结构如主动脉、心房壁、心室壁、室间隔、二/三尖瓣、主/肺动脉瓣等运动曲线各有其特点,形态、幅度、速度不同,各曲线间的距离随心脏运动时相而变化。心脏收缩期右心室前壁及室间隔向后运动,左心室后壁向前运动,上述各曲线间距离变小,舒张期则相反。正常二、三尖瓣前叶呈细线样曲线,舒张早期开放最大,形成尖峰,随心室充盈迅速后退至半关闭状态,心房收缩又略开放并迅即关闭,形成第二峰(图1-14A)。

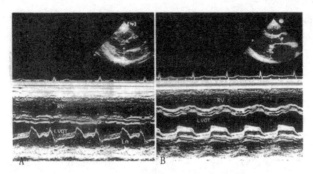

**图 1-14 正常与异常 M 型超声心动图**

A.二尖瓣平面取样,正常 M 型曲线;B.二尖瓣狭窄 M 型曲线。RV:右心室;
IVS:室间隔;LVOT:左心室流出道;LA:左心房

#### (三)病理性曲线

各种心脏疾病受累的部位不同,风湿性心脏病常使瓣膜受损,增厚,纤维化,弹性明显减退,活动僵硬等。M 型超声显示二尖瓣曲线增粗,舒张期尖峰消失呈平顶、城墙样改变(图 1-14B)。心肌缺血时心室壁回声曲线幅度降低,速度下降。心脏扩大时室间隔与室壁间距离增大等。

### 三、超声多普勒成像

超声多普勒接收血流中细胞的散射信号频率,减去发射波频率,获得差频(频移),显示血流(血细胞)运动速度(由频移转换成的),称速度显示,以频谱曲线(PWD,CWD,一维)或彩色多普勒血流成像(CDFI,二维)方式显示。接收血细胞散射的能量成像,显示能量多普勒成像(PDI,二维)。

#### (一)正常血流显示

1.速度显示

正常心脏及动、静脉内各部位血流速度有一定测值范围。超声多普勒可显示心脏、血管内血流速度、血流方向(动脉系统为离心性、静脉系统为向心性)、血流性质(层流)。血流速度频谱曲线分析,心动周期中瞬间血流速度、加速度、减速度、血流持续时间等参数。

2.能量显示

低速血流敏感性高,主要用于显示小血管、迂曲血管、正常脏器血管树及末梢微小血管,不能显示血流方向。

### (二)病理性血流显示

**1.血流方向异常**

各瓣膜口反流、先天性心内外分流及动静脉瘘、窃血(为血管闭塞致远侧血流逆向)。

**2.血流性质异常**

湍流产生于血流通过异常狭窄口,如瓣口狭窄、反流、分流、血管腔狭窄,PWD频谱曲线呈充填型,CDFI呈多彩镶嵌。涡流产生于血管腔突然膨大的部位,如动脉瘤及假性动脉瘤等,局部血流呈漩涡状。

**3.血流速度异常**

频谱多普勒可显示在上述反流、分流及重度狭窄部位远侧血流速显著加快。在狭窄部位近侧血流速度缓慢,静脉血栓形成的远侧血流速度极慢。

**4.能量显示**

可显示肿瘤内微小血管。

# 第三节　多普勒效应

当声源与反射界面或散射体之间存在相对运动时,接收到的声波信号频率与入射波频率存在差别(产生频移),频差的幅值与相对运动速度成正比,这一现象称为多普勒效应。

在生物医学超声学中,常遇到运动脏器的反射界面,如心脏房室壁或散射体(如红细胞)运动。设反射界面以速度 $v$ 向着或背离发射器运动,与声束发射方向成夹角 $\theta$(多普勒角),用同一换能器作为发射器和接收器测得的多普勒频移为:

$$f_D = \pm \frac{2v\cos\theta f V_0}{Vc} \text{ 或 } v = \pm \frac{cf V_D}{2\cos\theta f_0} = k f_D$$

式中,$k$ 为常数。由此可见,频移的幅值与相对运动速度成正比,只要测出多普勒频移 $f_D$,就可计算出反射界面运动速度 $v$ 及方向,这正是医学超声多普勒测血流的原理。

正常生理情况下,通过心室腔、瓣膜口的血流中,各红细胞流速及流向相近,产生同正负的多普勒频移,音调平稳,称为层流。由于疾病使心内血流受干扰,各红细胞流速及流向产生较大差异,产生的多普勒频移有正有负,且频谱波动范围很大,出现频谱较宽,音调粗糙,即为湍流。这些生理现象均可利用多普勒效应进行方便的检测(图1-15)。

应用多普勒测量时,频谱是重要的信息载体,其重要参数如下。

(1)以频谱图中央基线为零位,基线以上的频移信号为正值,表示血流方向朝向探头;基线以下的频移信号为负值,表示血流方向背离探头。

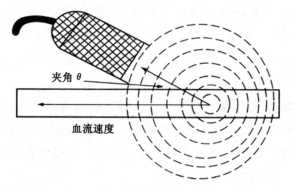

夹角 θ

血流速度

图 1-15　多普勒效应原理

(2)频谱宽度(频谱离散度)为频移在频谱垂直方向上的宽度,表示某瞬间取样容积中粒子运动速度的分布范围。

(3)频谱幅度用纵坐标的数值表示,代表血流速度的快慢。

(4)频谱相位用横坐标的数值表示。

(5)频谱辉度(亮度)反映了取样容积内具有相同运动速度的粒子数量的多少,数量越多频谱辉度越亮。


# 第四节　超声波的生物效应


## 一、超声生物效应的产生机制

超声波的安全性,一直是人们关注的热点。近年来,国内外学者对超声波生物效应的机制和安全性进行了大量的研究。目前认为,超声波生物效应的机制主要是热效应、空化作用和应力机制。

### (一)热效应

当超声束通过组织介质时,超声波使介质中的分子振动,而产生摩擦力,在此过程中部分声能被吸收并转换成热能。产生的热量决定于产热和散热的平衡。发射超声的振幅、介质的声阻特征和声波的吸收系数控制产热的量,散热则取决于局部血流的灌注。

控制超声产热的因素包括热耐受、声学参数和组织特征。

引起产热的声学参数有探头的发射能量、发射频率、脉冲重复频率和聚焦等。组织对产热的影响主要是吸收和衰减系数。假设骨质的吸收系数为 $3\ Np/cm$,探头频率为 $3\ MHz$,中等程度的血流灌注,发射声能为 $30\ mW/cm^2$ 时,骨质的温度可升高 $1\ ℃$。

人体在不同的生理环境下对温度升高有一定的耐受力。然而,动物试验表明,在迅速复制和分化细胞形成器官期间,胚胎和胎儿组织易于受到热损伤。温度升高 $2.5\sim5\ ℃$ 时,可能导致发育畸形和胎儿死亡。温度升高 $<1\ ℃$,持续时间很短时,对胎儿一般无任何损害。

### (二)机械效应

声波在媒体内传播时,会出现谐波滋生、辐射压和空化作用,影响作用于生物组织即产生机械效应。空化效应是超声在液体中引起的特殊的物理现象,在不同声场条件下,空化气泡的运动形式也各不相同。一般来说,在线性声场中,气泡随声场频率作小振幅波的球形脉动,这通常称为"稳态空化"。而在有限振幅波声场中,气泡做多模式的复杂运动;随着声强的增加,首先会依次产生二次以上的高阶谐波;在声强达到一定阈值时,还会依次产生 $1/2$ 次分谐波等;当声强更高时,气泡会发生剧烈压缩乃至泡壁完全闭合,此即为"瞬态空化"。此时,气泡将在瞬间产生各种局部极端效应(高压、高温、发光、放电、射流、冲击波等)可能造成生物组织的最大损伤。所以,在考虑与安全性相关的问题时,机械效应实际上主要是指空化效应。

与机械效应密切相关的声学参量主要是声压负压峰值,机械指数(MI)则是评价空化效应发生可能性和影响程度的主要参数,在声波频率不太高时,MI 与声波发射频率基本呈线性关系。

空化阈值是指液体出现空化现象的负压临界值。纯净不含气体的液体的空化阈取决于液体分子之间的内聚力所形成的结构强度,常温下水的结构强度为

−100 MPa。若液体内部存在气体(微小气泡,即空化核)时,空化阈值大大下降。在生物组织内,空化阈值还受许多因素影响而难以简单计算。现有资料表明,无空化核的状态下,人体软组织中的空化阈值约为8 MPa,有空化核时约为1 MPa。

近年来,随着超声造影技术的发展,高分子聚合物包膜微泡造影剂已经广泛应用于临床。这种微泡可作为空化核降低液体的空化阈值,为超声诊断安全带来新的隐患。幸好目前研究认为,这种微泡和以往的无包膜微泡(自由微泡)在声场下的行为有很大不同,安全性较高。这种现象产生的原因可能是因为高聚物包膜具有较好的弹性,要使其发生瞬态崩解需要很强的声压才行。

### 二、超声生物效应的影响

#### (一)对细胞结构和功能的影响

近年来研究表明:低强度超声通过空化产生的微流使细胞膜通透性增加,促进离子和代谢产物的跨膜扩散,引起细胞电生理和生化方面的改变,从而调节细胞信号传递、基因表达。在此基础上,采用超声破坏微泡的方法,其空化效应在瞬间产生的振动波使细胞膜表面出现可逆性小孔,大幅度增加细胞膜的通透性(声孔效应),外源基因因此能较容易地经细胞膜上的小孔进入细胞内,从而增强外源基因的摄取、转染和表达。

此外超声波能够促进或者抑制细胞增殖,也可以诱导细胞凋亡,超声辐照剂量是主要影响因素。一般情况下,小剂量超声可以促进细胞增殖,大剂量则会出现抑制效应。而超声诱导凋亡可能有两种机制。①热效应:低强度超声被组织吸收后可产生少量热能,使其在不破坏酶的同时通过增强对温度变化敏感的酶的活性,促进细胞代谢。而较高剂量超声使组织细胞过热导致酶的活性破坏,抑制细胞代谢,从而影响基因表达,导致细胞凋亡。②空化效应:较高强度超声通过空化效应使细胞膜、DNA 和其他细胞结构损伤,抑制细胞增殖,诱导细胞凋亡。

#### (二)对生物大分子和细胞的效应

超声对生物大分子的影响已被证实,主要是超声被大分子吸收所引起。分子量$>10^4$的大分子只记录到去极化作用,而没有腔化作用的发生。分子量$<10^4$的大分子,只观察到腔化作用。分子量愈大,愈容易发生去极化作用。超声强度为 3~5 W/cm² 时,显示水溶性的碱基发生降解。可能的机制是释放的自由基作用于碱基。在溶液中,20 mW/cm² 的声强可以使 DNA 发生降解。根

据超声照射条件的不同,溶液中的酶可以被激活或失活。

培养基中的细胞和微生物,在声波的作用下,可以显示细胞从功能失调到细胞破坏的全过程。细胞死亡的主要机制似乎是腔化作用和热效应。在细胞分裂期细胞最易受损。超声照射同样可改变细胞表面的电荷、增加细胞膜对钾离子的通透性,并可引起细胞膜的结构崩解。声波作用诱发的超微结构的损伤可累及内质网、线粒体、溶酶体、微管和微丝。这些作用的最大可能的机制是腔化作用、热效应和剪切力作用的结果。

**(三)对组织、器官和各系统的影响**

1.对眼睛的作用

动物试验超声所致的眼损伤包括晶状体浑浊、虹膜水肿、眼内压增高、玻璃体溶解、视网膜萎缩、视神经受损等。损伤的类型、部位和范围由多种因素决定,其中包括声强、时间-强度关系、照射的频率和超声的方式,如连续波和脉冲波等。这些作用的机制似乎是热效应。

2.对肝脏的作用

在哺乳动物的肝脏,实验性声波作用可产生多方面的损伤。这些损伤包括细胞的损害、超微结构的崩解,如线粒体的损害、DNA 的减少、RNA 的增加、脂肪的降解、葡萄糖的损耗等。重庆医科大学王智彪等经实验研究证明高强度超声照射动物肝脏,聚焦区可出现肝组织块状坏死。

3.对肾脏的作用

声强在 1 W/cm² ,频率为 880 kHz 至 6 MHz,照射时间为 1 秒至 20 分钟,对肾脏的损害包括肾小球和肾小管的功能改变、出血、水肿和肾脏体积缩小等。热效应机制可能是其主要因素。

4.甲状腺

动物甲状腺在 0.8 MHz 频率,0.2～2 W/cm² 声强的作用下证实其摄碘率减低、滤泡减小和甲状腺素水平降低。

5.中枢神经系统

动物试验表明脉冲波超声可引起神经系统损伤和出血。哺乳动物的胚胎神经组织和白质较成年动物的神经组织和灰质易于受损。较低的声强和较长时间的照射可产生热效应,腔化作用在高声强和短时间照射时产生。0.5 W/cm² 声强的连续波可以引起神经系统传导速度和动作电位的变化。

6.血液

足够的声强可以影响所有的血细胞和血小板,离体超声照射时其形态出现改变、水肿和聚集。红细胞经高声强照射后,显示红细胞功能减低、膜的通透性发生改变、表面抗原的丢失和氧合血红蛋白离解曲线的位移。白细胞则表现为吞噬细菌、溶解细菌和氧的利用能力下降。

7.胎儿发育的影响

许多学者对诊断用超声对胎儿发育的影响进行了研究,发现由于超声强度较小,无明显的不良反应,未导致胎儿生长迟缓、流产、胎儿畸形(骨、脑和心脏)和行为异常等。重庆医科大学经实验研究证明:治疗用的高强度超声照射猴的妊娠子宫,可引起流产。

**(四)生物学效应的流行病学研究**

总的看来,诊断用超声的频率高,功率很小,在 15 $mW/cm^2$ 左右,且为断续发射,每次脉冲持续时间仅 5～7 微秒,检查时间短,一般为 10 分钟左右,故对组织无任何影响。这已被不少作者的动物试验所证实。美国超声医学学会生物效应委员会(AIUM)对此问题曾提出如下的意见:"强度低于100 $mW/cm^2$ 的几兆频率的超声,目前未证实对哺乳动物组织有明显的生物效应。超声辐射时间短于 500 秒,只要强度与辐射时间的乘积<50 $J/mm^2$,即使再高的强度亦未见明显影响。"因此,多数学者认为超声波检查是一种无痛苦、无损伤的检查方法。

所谓诊断超声的安全阈值剂量主要是指产科超声诊断的安全阈值剂量问题。这个问题自 20 世纪80 年代以来变得十分重要而引人注目,其背景之一是目前诊断超声在产科的应用范围迅速扩大,用于产科的超声诊断仪,一般声强为零点几毫瓦至几十毫瓦($mW/cm^2$),用于腹部扫描的探头频率为 3～5 MHz,腔内探头为 5～7.5 MHz,随着近年对仪器分辨力要求的提高,仪器功率有增大的趋势,并出现了超宽频带探头。其次是诊断超声设备输出的瞬态声强有时竟可能高达 1 000 $W/cm^2$ 以上。这样高的声强足以能够在那些含有空化核的生物体内产生空化。Carstensen 指出:"空化引起的效应可能是很局部的,只损伤其周围的几个细胞。对于人体大部分器官或生物流体而言,损伤少量细胞不会影响到健康。但唯一例外的是涉及人体的生殖细胞,或处于发育敏感时期的胚胎或胎儿,在这种情况下,即或是损伤几个细胞,人们也是难以接受的"。因此,诊断超声安全阈值剂量标准的建立,应该是基于对产科临床超声诊断大量的科学研究,而这正是国际上研究的空白。西安医科大学巩岩等率先在国内完成了首例临床研究,其研究结果引起了国际医学超声界的积极反响。近 5 年来,研究成果的一个重要突破,是把研究内容从诊断超声辐照对胎儿发育环境(如绒毛组织)的影响,进而深入对胎儿本身某部分器官的影响。从这些研究结果中,大体上可以得到如下的安全阈值剂量提示：对于现有的多数超声诊断设备，其输出超声的定点辐照时间如超过20分钟，即会对胚胎的发育环境（如绒毛组织）乃至胎儿本身造成损伤。个别研究甚至表明，定点辐照胎儿眼球5分钟即可导致角膜的局部水肿。

鉴于此，我国学者冯若指出，在产科使用超声诊断技术应认真坚持积极而谨慎的科学态度。具体而言，应遵循如下各点。

（1）只有在特定的医学指征条件下，才可进行妊娠期的超声检查。

（2）妊娠期的超声检查应严守使用最小剂量的原则，即在保证获取必要诊断信息的前提下，使用的声强尽量小，辐照时间尽量短。

（3）以商业或教学为目的胎儿超声成像，以及为鉴别胎儿性别的胎儿成像，应严加杜绝。

（4）对于3个月以内的妊娠早期除非有特殊需要，一般不宜进行超声检查。即使对孕龄＞3个月的胎儿脑、眼、骨髓及心脏等部位，如必要做超声检查时，超声辐照时间亦应控制在3～5分钟。

（5）对每一位从事临床超声诊断的医师进行业务培训时，其培训内容应包括有关超声生物效应及超声安全诊断剂量的知识。

# 第五节　超声检查分辨性能的影响因素

## 一、显现力与波长

声波在介质中传播时，超声波束遇到大于波长的、声阻不同的组织界面时，超声波反射回探头形成回声，仪器接收反射波经滤波、检波等处理后转变为视频信号，显示图像。超声波束遇到小于波长且声阻不同的界面时会产生散射，不易探及回声。能探及回声而发现的物体的最小直径即为超声的显现力。从理论上看，最大的显现力是波长的1/2。频率越高，波长越短，能探及的物体越小，其显现力亦越高；反之则显现力较低。常用的超声频率与波长的关系见表1-1。

表1-1　人体软组织中超声波频率与波长的关系

| 频率（MHz） | 1 | 2.5 | 5 | 10 | 15 |
|---|---|---|---|---|---|
| 波长（mm） | 1.5 | 0.6 | 0.3 | 0.15 | 1 |

## 二、纵深分辨力与脉冲宽度

分辨力与显现力不同,是指超声波检查时能在荧光屏上被分别显示为两点的最小间距。依方向不同可分为纵深分辨力与横向分辨力。

纵深分辨力是指声束穿过之介质中能被分辨为前后两点的最小间距。此种分辨力之高低与发射脉冲宽度(即持续时间)有关。当发射脉冲宽度超过两点的间距两倍时(因为反射式超声检查之声波往返一次为双程),由于第一点与第二点回波相重叠,故在荧光屏上相混成一长形光点。只有当脉冲宽度小于两点的间距时,两点回波之间有一间隔,才能在示波屏上形成两个独立之光点(图 1-16)。

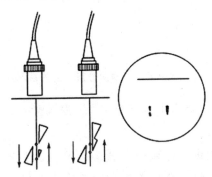

**图 1-16 脉冲宽度与纵向分辨力的关系示意图**

由于人体软组织中声速为 1 500 m/s,即 1.5 mm/$\mu$s,所以脉冲宽度与纵深分辨力有以下关系(表 1-2)。

**表 1-2 脉冲深度与纵深分辨率的关系**

| 脉冲持续时间($\mu$s) | 10 | 5 | 2 | 1 | 0.5 | 0.2 |
|---|---|---|---|---|---|---|
| 脉冲宽度(mm) | 15 | 7.5 | 3 | 1.5 | 0.75 | 0.3 |
| 纵深分辨率(mm) | 8 | 4 | 2 | 1 | 0.4 | 0.2 |

此外,因频率高者脉冲较窄,频率低者脉冲较宽,故频率高低间接影响纵深分辨力。如用 2 MHz 者,其分辨力可达 1 mm 左右。

## 三、横向分辨力与声束直径

横向分辨力是指与声束相垂直的直线上,能在荧光屏上被分别显示的左右两点的最小距离。此距离大小与声束宽窄以及发射声束的数量有密切关系。发射声束的数量越多,横向分辨力越好,反之则较差。当声束直径小于两点的间距时,此两点可分别显示;大于两点的间距时,则两个物体在荧光屏上变为一点

（图 1-17）。在超声检查时，横向分辨力差者，可将不在同一条线上之周围结构同时显示出来，致单层结构变为多层结构，使图像观察增加一些困难。另外在横向上直径较小的缺损可因孔径小于声束，图像上两侧缘的回声相互连接，合二为一，不能发现，常可导致误诊。

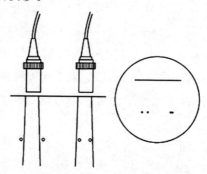

图 1-17　声束宽度与横向分辨力的关系示意图

由于超声频率高低影响声束的扩散角，故提高超声频率，减小扩散角，可使声束变窄，改善分辨力。

除提高声频外，利用焦点区域声束狭窄之特点，对仪器进行改进，现在很多仪器生产厂家应用多点聚焦、全程聚焦和连续聚焦等技术显示超声图像，使不同深度和层次之解剖结构显示更加清晰。这样可以在观察某一深度的结构时，避开周围组织的杂乱反射，获得清晰图像，便于临床诊断。

### 四、透入深度与频率

综上所述，似乎频率越高，其显现力与分辨力亦越佳，显示组织结构之图像亦越清晰。然而随着频率的提高，超声波在介质中衰减亦越显著，故透入深度亦大为减少（图 1-18）。因此，在选择频率时应根据情况而定。一般对部位表浅、范围较小的病变（如眼球、乳腺、周围血管等），不需透入太深者，为清楚显示其形态及结构，可用高频率超声波，如 7～10 MHz。而冠状动脉内的超声探头，因冠状动脉细小，而且需要显示冠状动脉内的斑块，只有非常高的频率才能使结构显示清晰，因此其探头频率通常为20～30 MHz。

图示声频高者衰减快，射程较短；而声频低者衰减慢，透入较深而对范围较大、前后径较长的病变（如肝脏、妊娠子宫、腹部肿瘤等），欲观察其整体轮廓、性质及其与周围脏器之关系者，需用较低频率如2～3.5 MHz。成人心脏形体较大，前后径 15 cm 左右，故多用 2.25～3.5 MHz 的频率。幼婴儿及儿童心脏形体较小，胸壁较薄，故使用频率可较高，如 5～8 MHz。

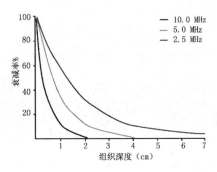

**图 1-18　不同频率声束的透入深度**

随着超声探头的不断改进,超声探头从原来的单频、多频、变频探头,发展到现在的超宽频带探头,结合影像融合技术和扩展信号处理技术等,使超声图像的质量得到不断提高。超宽频带探头的频率范围通常在 1.8～12 MHz,它能同时发射频带范围内不同频率的声波,并且能同时接收频带范围内的所有频率的信号,通过影像融合技术,将低频信号的远场图像和高频信号的近场图像选择性接收和融合成一幅图像,使二维图像更加清晰。同时,由于一个探头能具有多种频率,因此无须更换探头,只需调节融合频率和选择不同的融合方式,即使检查不同的患者,也可获得高质量和高分辨力的图像。

### 五、脉冲重复频率

脉冲重复频率(pulsed repeated frequency,PRF)是指每秒钟超声脉冲群发射的次数,它不同于超声发射频率,后者是指每秒钟内超声振荡的次数,即探头的频率。在超声仪器中,超声发射频率一般为数 MHz,而脉冲重复频率只有数 kHz。

超声换能器在发出一组超声脉冲波之后,需经过时间延迟 $T_d$ 后才发出下一组超声脉冲,因此,超声的脉冲重复频率为:$PRF = 1/T_d$。

在多普勒检查时,根据取样定理,脉冲重复频率必须大于多普勒频移的两倍,才能准确地显示频移的方向和大小,即:$f_d < 1/2PRF$。

脉冲重复频率的 1/2 称为尼奎斯特频率极限。如果多普勒频移超过这一极限,脉冲多普勒所检出的频率改变就会出现大小和方向的伪差,称为频率倒错。在脉冲多普勒频谱显示中,如果 $f_d < 1/2PRF$,频移的大小和方向均可得到准确的显示。如果 $PRF > f_d > 1/2PRF$,频谱可表现为正负双向的单次折叠,称为单纯性频率倒错。如果 $f_d > 1/2PRF$ 较多时,频谱可表现为正负方向上的多次折叠,称为复合性频谱倒错。在复合性频谱倒错时,频谱的大小和方向都发生倒错,此时,依靠脉冲多普勒技术已无法确定真实的多普勒频移。

# 第二章　甲状腺疾病超声诊断

## 第一节　增生性疾病

### 一、毒性弥漫性甲状腺肿

#### (一)临床概述

毒性弥漫性甲状腺肿即突眼性甲状腺肿(exophthalmic goiter,EG),又称Graves病(GD),或 Basedow 甲状腺肿(Basedow病),是一种伴甲状腺激素分泌增多的器官特异性自身免疫性疾病。

1.流行病学

发病率仅次于单纯性结节居第二位,约为 31/10 万。多数甲状腺功能亢进症(简称甲亢)起病缓慢,亦有急性发病,其流行病学与不同的因素相关,如每天碘摄取量和遗传背景等。女性多见,男女之比为 1:4~1:6。各年龄组均可发病,以 30~40 岁多见。

2.病因

免疫学说认为 Graves 病是一种自身免疫性疾病,近代研究证明:本病是在遗传的基础上,因感染、精神创伤等应激因素而诱发,属于抑制性 T 淋巴细胞功能缺陷所致的一种器官特异性自身免疫性疾病。其发病机制尚未完全阐明。

3.病理解剖

甲状腺常呈弥漫性、对称性肿大,或伴峡部肿大,其大小一般不超过正常甲状腺的 3 倍,重量增加。质软至韧,包膜表面光滑、透亮,也可不平或呈分叶状,红褐色,结构致密而均匀,质实如肌肉。镜下显示滤泡细胞呈弥漫性增生,滤泡数增多、上皮呈高柱状,排列紧密,细胞大小、形态略有不同。滤泡间质血管丰富、充血和弥漫性淋巴细胞浸润,且伴有淋巴滤泡形成。

**4.临床表现**

免疫功能障碍可以引起体内产生多种淋巴因子和甲状腺自身抗体,致使甲状腺肿大、甲状腺激素分泌亢进,随之出现一系列甲亢的症状和体征。本病的主要临床表现为心慌、怕热、多汗、食欲亢进、大便次数增加、消瘦、情绪激动等。绝大多数患者有甲状腺肿大,为双侧弥漫性肿大,质地较软,表面光滑,少数伴有结节。少数患者无甲状腺肿大。除以上甲状腺肿大和高代谢综合征外,尚有突眼以及较少见的胫前黏液性水肿或指端粗厚等上述表现可序贯出现或单独出现。

**5.实验室检查**

血清 $T_3$、$T_4$ 水平增高,血清促甲状腺素降低,甲状腺 $^{131}I$ 吸收率增高,血清甲状腺刺激性抗体阳性。

**(二)超声表现**

**1.灰阶超声**

(1)甲状腺大小:甲状腺多有不同程度肿大,因甲状腺滤泡细胞呈弥漫性增生,滤泡数增多,滤泡间质血管丰富、充血和弥漫性淋巴细胞浸润。肿大程度与细胞增生,以及淋巴细胞浸润程度相关,与甲亢轻重无明显关系。肿大严重的可压迫颈动脉鞘,使血管移位。肿大可均匀,也可呈不均匀。

(2)甲状腺包膜和边界:甲状腺边缘往往相对不规则,可呈分叶状,包膜欠平滑,边界欠清晰,与周围无粘连。因广泛的淋巴细胞浸润,实质内有大量较大的血管引起。

(3)甲状腺内部回声:与周围肌肉组织比较,65%～80%的甲状腺实质呈弥漫性低回声,多见于年轻患者,因广泛的淋巴细胞浸润,甲状腺实质细胞的增加、胶质的减少、细胞-胶质界面的减少,以及内部血管数目的增加所致。低回声表现多样,因以上病理改变程度而异,或是均匀性减低,或是局限性不规则斑片状减低,或是弥漫性细小减低回声,构成"筛孔状"结构。低回声和血清 TSH 高水平之间存在相关性,TSH 水平越高,回声减低越明显,其原因可能为 TSH 水平越高,细胞增多和淋巴细胞浸润越明显。即使甲亢治愈后,部分患者甲状腺可能仍为低回声。也有部分表现为中等回声,内部回声分布均匀或不均匀,可以伴有弥漫性细小回声减低区,甲亢治愈后回声可逐渐减低或高低相间,分布不均。部分病例因形成纤维分隔而伴有细线状、线状中高回声,乃至表现为"网状"结构(图 2-1,图 2-2)。

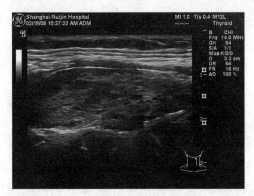

**图 2-1　甲状腺功能亢进灰阶超声(一)**

显示甲状腺实质内线条状高回声

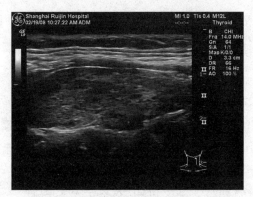

**图 2-2　甲状腺功能亢进灰阶超声(二)**

显示甲状腺实质略呈网格状,网格内部呈低回声

(4)甲状腺内部结节:甲亢的小部分病例可见结节样回声,Zakarija 等报道超声检测到约 16%Graves 病患者伴发实质性结节,而据某医院超声科对 1 889 例 Graves 病患者统计,结节的发病率仅为 5.93%,其中单发结节为 3.18%,多发结节为 2.75%。结节的回声可为实质性、囊实混合性和囊性(图 2-3,图 2-4)。可因实质局部的出血、囊变而出现低弱回声、无回声结节,结节境界多较模糊,内回声稍显不均,此类结节超声随访,可发现结节逐渐吸收消失。

甲状腺弥漫性肿大的基础上反复增生和不均匀的复原反应,形成增生性结节,类似于结节性甲状腺肿的表现,部分结节可出现钙化。结节可发生恶变,但非常少见,发病率为 1.65%~3.5%。

(5)甲状腺上动脉:由于甲状腺激素分泌增多,其直接作用于外周血管,使甲状腺血管扩张,因而甲状腺上动脉内径增宽,部分走行迂曲,内径一般≥2 mm。

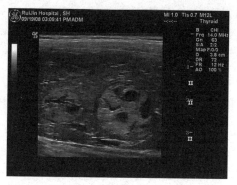

**图 2-3 甲状腺功能亢进灰阶超声显示(三)**

甲状腺实质内多发结节形成,部分结节伴囊性变

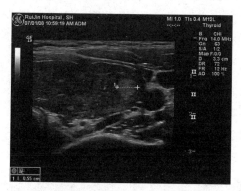

**图 2-4 甲状腺功能亢进灰阶超声显示(四)**

甲状腺实质内高回声结节

### 2.多普勒超声

(1)彩色/能量多普勒超声。

实质内血流信号:甲状腺内彩色/能量血流显像血流模式的分级各种意见不一,尚无统一的标准。上海交通大学医学院附属瑞金医院(简称瑞金医院)超声科对 454 例未治疗的 Graves 病患者进行统计,将甲状腺内彩色血流显像血流模式分为以下几种表现:①血流信号呈火海样,占 40.97%;②血流信号呈网络样,占 46.70%;③血流信号呈树枝状,占 9.03%;④血流信号呈短棒状,占 3.29%;⑤血流信号呈点状,占 0.01%。

在大多数未治疗的 Graves 病患者中多见的超声表现为甲状腺周边和实质内弥漫性分布点状、分支状和斑片状血流信号,呈搏动性闪烁,Ralls 等称之为甲状腺"火海征"。"火海征"为 Graves 病典型表现,但非其所特有,也可见于其他甲状腺疾病,如亚甲状腺功能减退症,桥本甲状腺炎甲亢期等。"火海征"的产生机制是由于甲状腺激素直接作用于外周血管,使甲状腺血管扩张,甲状腺充血,甲状腺内血管出现动静脉短路,引起湍流或引起甲状腺组织的震颤所致,其组织学基础可能是甲状腺实质可出现明显的毛细血管化,实质内出现纤维分隔,分隔内小动脉增生。部分可表现为实质内见斑片状、条束状以及斑点状彩色血流信号,血流间有一定未充填空间。如血流信号增多的分布范围较局限,称为"海岛征"。部分血流信号亦明显增多,呈棒状或枝状,但尚未达到"火海征"或"海岛征"的程度。极少见的病例甲状腺血流信号可完全正常,见散在稀疏的星点或斑点状血流信号,时隐时现,甚至部分实质内无血流信号。

结节内血流信号:当结节因实质局部的出血、囊变形成或是伴发增生性结节时,结节内未见明显血流信号。当结节发生恶变时,因新生小血管的形成,结节内可有少量血流信号或丰富血流信号,依血管增生程度而异。

甲状腺上、下动脉:甲状腺激素 TH 直接作用于外周血管,使甲状腺上、下动脉扩张,流速加快,血流量明显增加,因而甲状腺上、下动脉血流可呈喷火样。治疗后可恢复正常血流信号。

(2)频谱多普勒超声。

实质内动脉频谱:实质内动脉为低阻抗的高速动脉频谱,血流峰值速度可达 $50\sim120$ cm/s,还可见较高速的静脉宽带频谱。

Graves 病患者甲状腺实质内动脉和周边动脉的 PSV 高于桥本甲状腺炎和结节性甲状腺肿患者,可以鉴别部分彩色血流显像表现重叠的 Graves 病和桥本甲状腺炎患者。

甲状腺上动脉频谱:甲状腺上动脉 $V_{max}$ 增高反映甲状腺血流量增多,是高代谢的表现。甲状腺上动脉的 $V_{min}$ 能反映甲状腺组织的血流灌注状态,故在甲状腺处于高血流动力状态时,可呈现较高水平。甲状腺上动脉呈高速血流频谱,PSV、EDV、$V_{mean}$ 都较正常明显增高,舒张期波幅明显增高。甲状腺上动脉的流速不仅对其诊断较为敏感,而且对治疗效果的评定也具有重要意义。

RI 是血液循环阻力的指标之一。据瑞金医院超声诊断科的统计资料,RI 为 $0.58\pm0.07$,支持甲亢时甲状腺上动脉低阻的观点。

甲状腺下动脉频谱:甲状腺下动脉频谱准确性较甲状腺上动脉高。治愈后常可发现甲状腺下动脉血流速度的明显下降,这通常和游离甲状腺素水平的下降直接成比例。有学者认为甲状腺下动脉的峰值流速是预测甲亢复发的最佳指标,其流速 $>40$ cm/s 往往预示复发。

（三）并发症

1.甲状腺相关性眼病

（1）临床概述：甲状腺相关性眼病（thyroid associated ophthalmopathy，TAO)又称恶性突眼病、Graves 眼病、内分泌眼病或 Graves 眼病等，是一种器官特异性自身免疫性疾病，为细胞免疫和体液免疫在遗传因素、环境因素条件下共同作用的结果。

甲状腺相关性眼病的主要临床表现有眼睑退缩、上睑迟落、睑裂增大、瞬目反射减少，球结膜充血、水肿、眼球突出、视神经病变（thyroid optic neuropathy，TON）、色觉减弱、传入性瞳孔阻滞等。

甲状腺相关性眼病时眼外肌增粗，僵硬如象皮样，体积可为正常的 2～3 倍。

（2）灰阶超声：超声检查甲亢突眼有特征性表现，其中以眼直肌的改变最为明显。单眼或双眼的眼直肌呈对称性肥大、增厚、增粗，厚度＞4 mm，以下直肌最多见，其次为上直肌和内直肌，外直肌侵犯比较少见。球后组织饱满，肌圆锥增宽增长，回声强。这是因为球后组织发生水肿，脂肪堆积，细胞浸润，纤维组织增生，球后组织体积增大，同时由于甲状腺的毒性作用，眼外肌中毒变性，肌细胞水肿增大，眼外肌无力，使得眼球向前突出的张力更加增大。甲亢伴突眼症的患者眼轴长度与正常人对比并没有变长，所以说，甲亢患者的眼球突出并非眼轴长度的增加，而是由于球后软组织体积增大和眼外肌的无力共同作用的结果。急性期球结膜囊高度水肿时，球后筋膜囊积液，出现球后弧形暗区。

（3）多普勒超声：眶内彩色血流丰富，动脉收缩期峰值流速均明显增高，舒张期流速减低，阻力指数增高，动脉搏动速度快。其影响因素可能由于过多的甲状腺激素影响心肌，兴奋交感神经、肾上腺系统而引起心动过速，心搏增强，循环加速，收缩压增高而舒张压正常或稍低，脉压增大，循环时间缩短。正常人眼动脉血流频谱特点是收缩期呈三峰二谷型，舒张期呈低速血流，多数男性波峰较女性明显，随着年龄增长，波峰有减低趋势。甲亢突眼水肿斑块；弥漫坚实非凹陷性水肿斑块，如象皮样，同时伴有结节。部分患者在甲亢控制后此病自然缓解，但部分患者只能好转。局部无特殊有效的治疗。

（4）超声表现：表现为局限性的皮肤和皮下组织明显增厚，较周围组织回声增强，可能与黏多糖及黏蛋白浸润，胶原增多有关，但与周围正常组织的分界较明显。内部结构紊乱呈分布不均带状回声，其内另见散在的条状低回声区与皮肤相垂直，部分后方伴轻度声衰减，可能与水肿引起的局部组织炎性改变有关。另外由于后期皮肤粗厚，皱褶形成，若明显时，可以看到许多深沟样结构，超声检查时表现为 V 形的图像。

所有患者同时行甲状腺检查都可得到甲亢的甲状腺超声表现,具体表现见甲亢。舒张末期流速,与正常组比较较低,其机制可能是由于软组织肿胀对血管的压迫,眼压升高,眼动脉血管弹性降低等因素所致。

2.胫前黏液水肿

胫前黏液性水肿(PTM)是 Graves 病的一种皮肤损害,约占 Graves 病的 5%。

目前认为胫前黏液性水肿是自身免疫性疾病的一种表现,发病机制和浸润性突眼相似,引起突眼的一组抗体或因子参与激活淋巴细胞和刺激成纤维细胞,产生过多黏多糖,后者沉积于真皮层形成病变。

胫前黏液性水肿多发生在胫骨前下 1/3 部位,临床上总结为 3 型:①胫前和足背大小不等、边界清晰的结节和肿瘤;②胫前和足背弥漫坚硬非凹陷性。

### (四)治疗原则

甲亢初期宜适当休息。低碘、高热量、高蛋白、高糖、高维生素饮食。在药物治疗方面,主要药物有甲巯咪唑(MM)和丙硫氧嘧啶(PTU),但有粒细胞减少或缺乏和药疹等不良反应。对于符合条件的患者,可行[131]I 治疗。甲状腺大部切除术对中度以上的甲亢仍是目前有效的疗法,能使 90%～95% 的患者获得痊愈,手术病死率低于 1%。手术治疗的缺点是有一定的并发症和 4%～5% 的患者术后甲亢复发,也有少数患者术后发生甲状腺功能减退。

## 二、甲状腺功能减退症

### (一)临床概述

甲状腺功能减退症(简称甲减)是由于多种原因引起的甲状腺素合成、分泌或生物效应不足所致的一组内分泌疾病。

按发病年龄甲减可分为 3 型:起病于胎儿或新生儿者,称呆小病、克汀病或先天性甲减,可分为地方性和散发性;起病于儿童者,称幼年型甲减;起病于成年者为成年型甲减。按临床表现和实验室检查分为临床型甲减和亚临床型甲减(简称亚甲减)。按发病原因有两种分类方法,分别为先天性甲减和后天性甲减以及原发性甲减和继发性甲减。

1.流行病学

幼年型甲减和成年型甲减占甲减的 90% 以上。其中又以成年型甲减多见。成年型甲减多见于中年女性,男女之比 1∶5～1∶10。幼年型甲减一般于 3 岁发病,6岁后增多,青春期达到高峰,女孩多于男孩。国内呆小病发病率仅为1/7 000,国外资料显示其发病率为 1/3 800～1/3 500。继发性甲减发病率为1/8 500。研究发现高碘地区和低碘地区的发病率无明显差别。

2.病因和发病机制

(1)先天性原因:①甲状腺不发育或发育不良;②合成甲状腺激素的一些酶的缺乏;③组织的甲状腺激素受体缺陷。

(2)后天性原因:①长期缺碘;②手术时甲状腺全部切除,或切除的甲状腺组织过多;③放射性$^{131}$I治疗时,甲状腺组织破坏过多;④各种甲状腺炎造成甲状腺组织的破坏;⑤抑制甲状腺激素生成的药物;⑥下丘脑-垂体病变,促甲状腺激素不足。

3.病理解剖

(1)原发性甲减:炎症引起者如慢性淋巴细胞性甲状腺炎、亚急性甲状腺炎、产后甲状腺炎等,早期腺体有大量淋巴细胞、浆细胞浸润,久之滤泡破坏代以纤维组织,残余滤泡上皮细胞矮小,滤泡内胶质减少,也可伴有结节。放射性$^{131}$I、手术引起者,因甲状腺素合成或分泌不足,垂体分泌 TSH 增多,在它的刺激下,早期腺体增生和肥大,血管增多,管腔扩张充血,后期 TH 分泌不足以代偿,因而甲状腺也明显萎缩。缺碘或药物所致者,因甲状腺素合成或分泌不足,垂体分泌TSH 增多,甲状腺呈代偿性弥漫性肿大,缺碘所致者还可伴大小不等结节;先天性原因引起者除由于激素合成障碍导致滤泡增生肥大外,一般均呈萎缩性改变,甚至发育不全或缺如。

(2)继发性甲减:因 TSH 分泌不足,TH 分泌减少,腺体缩小,滤泡萎缩,上皮细胞扁平,但滤泡腔充满胶质。

4.临床表现

一般取决于起病年龄。成年型甲减主要影响代谢及脏器功能,多数起病隐匿,发展缓慢,有时长达10余年后始有典型表现,表现为一系列低代谢的表现。呆小病初生时体重较重,不活泼,不主动吸奶,逐渐发展为典型呆小病,起病越早病情越重。患儿体格、智力发育迟缓。幼年型甲减介于成人型与呆小病之间,幼儿多表现为呆小病,较大儿童则与成年型相似。

5.实验室检查

原发性甲减 $T_3$、$T_4$ 降低,TSH 增高,促甲状腺激素释放激素(TRH)刺激试验呈过度反应。亚甲减 $T_4$ 正常或降低,$T_3$ 正常,TSH 增高。继发性甲减 TSH 水平低下,$T_3$、$T_4$ 降低,病变在下丘脑者 TRH 刺激试验呈延迟反应,病变在垂体者 TRH 刺激试验无反应。

**(二)超声表现**

1.二维灰阶图

(1)甲状腺大小和体积：甲状腺大小随不同的病因及方法有所不同。甲状腺发育不良者甲状腺体积明显缩小；缺碘或药物所致者，因甲状腺素合成或分泌不足，垂体分泌 TSH 增多，甲状腺呈代偿性弥漫性肿大；炎症引起者如桥本甲状腺炎引起者，早期因淋巴细胞浸润，可有甲状腺肿大，后期滤泡破坏，代替以纤维组织，体积减小，表面凹凸不平。[131]I治疗或继发性甲减因腺体破坏，或 TH 分泌减少，腺体缩小，滤泡萎缩，上皮细胞扁平，体积也可减小。手术后因部分或全部切除可见残留腺体，左右叶体积不同。亚急性甲状腺炎急性期后 6 个月有 5%～9%发生甲减，急性期甲状腺体积增加，随访可减少 72%。

(2)甲状腺位置或结构：一般来说甲状腺的位置正常。64%的呆小病患儿有异位甲状腺，超声仅能显示所有异位甲状腺的 21%，敏感性明显比核素扫描低。但也有学者报道灰阶超声探测异位甲状灰阶超声显示甲状腺体积明显缩小腺的敏感性可达 70%。超声发现的异位甲状腺可位于舌、舌下或舌骨与甲状软骨之间的喉前。异位甲状腺组织可能不止一处，也可为两处。15%的病例为无甲状腺。在甲状腺异位或甲状腺缺如的病例，在气管两侧有所谓的"甲状腺空缺区"。部分患儿甲状腺空缺区可见囊肿，大小 2～8 mm，长条形或圆形，单发或多发，内部为无回声或低回声。囊肿在甲状腺空缺区靠近中线分布。这些囊肿可能是胚胎发育过程中后腮体的存留。

(3)边界和包膜：表面包膜欠清晰，不光滑，规则，边界欠清，因腺体内有大量淋巴细胞、浆细胞等炎症细胞浸润，滤泡腔内充满胶质，血管增生所致。

(4)内部回声：如果甲减是由桥本甲状腺炎引起，甲状腺实质内部回声有不同程度的减低，较甲亢减低更为明显，多数低于周围肌肉组织回声，部分可呈网络状改变，其产生的病理基础是晚期腺体内出现不同程度的纤维组织增生所致。后期因纤维组织增生也可伴有结节。碘缺乏者个别有单发或散发少数小结节，大者 8～12 mm。多数结节边界清晰，形态规则。

2.多普勒超声

(1)彩色/能量多普勒超声：甲减和亚甲减的多普勒超声表现有很多不同之处。

甲减：Schulz 等将甲状腺内血流丰富程度分为 0～Ⅲ级。①0 级：甲状腺实质内无血流信号，仅较大血管分支可见彩色血流显示；②Ⅰ级：甲状腺实质内散布点状、条状和小斑片状彩色信号,多无融合,彩色面积<1/3;③Ⅱ级:甲状腺实质内散布斑片状血流信号,部分融合成大片彩色镶嵌状,彩色面积为1/3～2/3;④Ⅲ级:甲状腺内布满彩色血流信号,成大片融合五彩镶嵌状,彩色面积>2/3,包括"火海征"。他们报道甲减有63%表现为0级血供。18%表现为Ⅰ级血供,12%表现为Ⅱ级血供,7%表现为Ⅲ级血供。

彩色血流信号的多少和患者TGAb和TPOAb水平呈密切相关,随着抗体水平的增加,血流密度也逐渐增加。彩色血流信号的多少还与TSH值和甲状腺体积正相关,与甲减的持续时间负相关,例如,Schulz等报道0级血供者TSH 3.1 mE/mL,体积9.2 mL,甲减持续时间43个月,而Ⅲ级血供者TSH 38.2 mE/mL,体积34.3 mL,甲减持续时间10个月。在新发病例、未经治疗的病例和刚经过短期治疗的病例彩色血流信号较多。可能是与此类患者TSH水平较高,甲减持续时间不长有关。

在异位甲状腺的患儿,彩色血流显像可在病灶的内部或边缘或是舌的内部和边缘或周围探及血流信号(正常新生儿舌不能探及血流信号),其机制尚不明了,可能是在TSH刺激下,异位甲状腺呈高功能状态(尽管全身仍呈甲减状态)而刺激局部血供增加。经替代治疗后,血流信号将减少。这种征象也见于甲状腺激素生成障碍和抗甲状腺治疗后甲减的患儿。

亚甲减:甲状腺内部血流分布较丰富,血流束增粗,并呈搏动性闪烁,部分可片状融合,重者可融合成大片五彩镶嵌状,几乎布满整个腺体,部分病例亦可呈"甲状腺火海征"。

(2)频谱多普勒。

实质内动脉:Schulz等报道甲状腺实质内动脉的峰值流速,0级血供者为22 cm/s,Ⅰ级血供者为39 cm/s,Ⅱ级血供者为58 cm/s,Ⅲ级血供者为68 cm/s。

甲状腺上动脉频谱。①收缩期峰值流速$V_{max}$、最低流速$V_{min}$:甲状腺上动脉的$V_{max}$与$V_{min}$与正常组相比均增高,但没有甲亢明显。瑞金医院超声科对115例甲减患者进行研究,分别以$V_{max}$<40 cm/s对甲减进行判断后发现,以PSV<40 cm/s判断的灵敏度、特异性、符合率和约登指数较高,分别为58.54%、82.99%、80.00%和0.41。Lagalla等报道亚甲减甲状腺上动脉峰值流速($V_{max}$)为65 cm/s,甲状腺上动脉流速加快可能是由于亚甲减时血液中TSH增加。②阻力指数RI:亚甲减阻力指数范围较大,RI介于0.61±0.19,部分患者舒张期血流速度较快,下降缓慢,阻力指数较低,但与正常甲状腺和甲亢之间没有明显差别。

### (三)治疗原则

无论何种甲减,均须用甲状腺素(TH)替代治疗,永久性甲减则须终身服用。临床上常用的有干甲状腺片、左甲状腺素(L-T$_4$)。治疗宜从小剂量开始,逐渐加量,长期维持量一般为每天 60～120 mg 干甲状腺片。原发性甲减的疗效可用血 TSH 水平来衡量。黏液性水肿昏迷者可用 T$_3$ 或 T$_4$ 鼻饲或静脉注射来治疗。

有病因可去除者应进行病因治疗。如缺碘性甲减给予补碘;高碘化物引起的甲减应停用碘化物;药物导致的甲减,减量或停用后,甲减可自行消失;锂盐治疗精神病有 3%～4%发生甲减,停药可好转;下丘脑或垂体有大肿瘤,行肿瘤切除术后,甲减有可能得到不同程度的改善;亚甲炎、无痛性甲状腺炎、一过性甲减,随原发病治愈后,甲减也会消失。

## 三、单纯性甲状腺肿

### (一)临床概述

单纯性甲状腺肿(simple goiter,SG),又称胶样甲状腺肿(colloid goiter,CG),是由非炎症和非肿瘤因素阻碍甲状腺激素合成而导致的甲状腺代偿性肿大。一般不伴有明显的甲状腺功能改变。病变早期,甲状腺为单纯弥漫性肿大,至后期呈多结节性肿大。

#### 1.流行病学

单纯性甲状腺肿可呈地方性分布,也可散发分布。根据 1994 年世界卫生组织/联合国儿童基金会/国际控制碘缺乏性疾病委员会(WHO/UNICEF/ICCIDD)的定义,发病率超过 5%时,称为地方性甲状腺肿,发病率低于这个标准则为散发性甲状腺肿。甲状腺肿患病率随年龄增长而直线上升,在流行地区,甲状腺肿的尸检率近 100%。女性发病率高于男性,为男性的 3～5 倍。

#### 2.病因及发病机制

单纯性甲状腺肿的病因多样复杂,有些患者找不出确切的原因。碘缺乏是单纯性甲状腺肿的主要原因。但碘摄入量过高也会引起甲状腺肿。除了碘可致甲状腺肿,环境和食物中的一些其他物质也可以引起单纯性甲状腺肿,如某些食物中含有氰葡萄糖苷,在人体内经消化、吸收,可转化为硫氰酸盐,如黄豆、白菜、萝卜类、坚果、木薯、玉米、竹笋、甜薯、扁白豆等。药物中的硫脲类、磺胺类、硫氰酸盐、秋水仙碱、锂盐、钴盐及高氯酸盐等,可抑制碘离子的浓缩或碘离子的有机化。微量元素过多,如饮用水中含氟过多或含钙过多(如牛奶)或微量元素缺乏,如缺乏锌、硒等都可诱发地方性甲状腺肿。甲状腺激素合成中酶的遗传性缺乏是造成家族性甲状腺肿的原因。另外自身免疫反应也可能引起甲状腺肿。基因调控失常也是导致甲状腺肿的原因。

**3.病理过程**

单纯性甲状腺肿的发生发展有呈多中心序贯发生和治疗复旧导致病理过程反复的特点,其过程大致分为3个阶段。

(1)滤泡上皮增生期(弥漫性增生性甲状腺肿):甲状腺呈Ⅰ度以上弥漫性肿大,两叶对称、质软略有饱满感,表面光滑。镜下见滤泡内胶质稀少。

(2)滤泡内胶质储积期(弥漫性胶样甲状腺肿):甲状腺对称性弥漫性肿大达Ⅱ度以上,触诊饱满有弹性。大体颜色较深,呈琥珀色或半透明胶陈样。镜下见滤泡普遍扩大,腔内富含胶质。

(3)结节状增生期(结节性甲状腺肿):单纯性甲状腺肿的晚期阶段,甲状腺肿大呈非对称性,表面凹凸不平,触诊质硬或局部软硬不一。镜下见大小不一的结节状结构,各结节滤泡密度及胶质含量不一。发病时间长的患者,结节可发生出血囊性变或形成钙化等退行性变。

**4.临床表现**

单纯弥漫性甲状腺肿一般是整个甲状腺无痛性弥漫性增大,患者常因脖颈变粗或衣领发紧而就诊,触诊甲状腺质软,表面光滑,吞咽时可随喉上下活动,局部无血管杂音及震颤。

结节性甲状腺肿甲状腺两侧叶不对称的肿大,患者自感颈部增粗,因发现颈部肿块,或因结节压迫出现症状而就诊,较单纯弥漫性甲状腺肿更易出现压迫症状。甲状腺肿一般无疼痛,结节内出血则可出现疼痛。触诊可及甲状腺表面凹凸不平,有结节感。结节一般质韧,活动度好,可随吞咽上下活动。

**5.实验室检查**

实验室检查 $T_3$、$T_4$、TSH 在正常范围。尿碘中位数可能过高($>300$ UI/L),也可能降低($<100$ UI/L),因为缺碘与高碘都是甲状腺肿的病因。

**(二)超声表现**

**1.单纯性弥漫性甲状腺肿**

单纯性弥漫性甲状腺肿是单纯性甲状腺肿的早期阶段,甲状腺两叶呈对称性弥漫性肿大,重量可达 40 g 以上。轻者只有触诊或超声检查才能发现,重者可见颈前突出甚至出现压迫症状。

正常甲状腺每叶长 3～6 cm、宽 1～2 cm、厚 1～2 cm。峡部通常厚约2 mm。

单纯弥漫性甲状腺肿早期仅表现为滤泡上皮的增生肥大,从而导致甲状腺弥漫性均匀性增大,腺体内无结节样结构,超声最主要的征象是甲状腺不同程度的增大,呈对称性、均匀弥漫性肿大,常较甲亢增大为明显,甚至3～5倍至10倍以上。一般临床工作中常用甲状腺前后径线来简易评估甲状腺的大小,因为这个径线和甲状腺的体积相关性最佳。

单纯弥漫性甲状腺肿的早期内部回声可类似正常,无明显变化。随着甲状腺肿的增大,则回声较正常甲状腺回声高,其内部结构粗糙,实质回声变得很不均匀。这是因为在甲状腺,声界主要由细胞和胶质反射形成。正常甲状腺含胶质量较多,含细胞成分相应较少,显示为均质的超声图像,回声较周围的肌肉组织为低。当细胞成分占优势,胶质较少时,超声波显示弥散的减低回声,提示声波反射少。

单纯弥漫性甲状腺肿继续发展呈弥漫性胶样甲状腺肿的改变,大多数声波遇上细胞-胶质分界面时成直角声波反射而无任何分散,显示回声较高。进一步可使滤泡内充满胶质而高度扩张,形成多个薄壁的液性暗区,正常甲状腺组织显示不清,甲状腺后方边界变得不清楚。缺碘和高碘引起甲状腺肿大两者有一定的差别:高碘甲状腺肿边缘清晰,有不均匀的回声,低碘甲状腺肿边缘模糊,有均匀的回声。

彩色多普勒超声示腺体内可见散在性点状和少许分支状血流信号(因仪器不同而已),较正常甲状腺血流信号无明显增多。甲状腺上动脉内径正常或稍增宽,频谱多普勒示甲状腺上动脉血流可以表现为增加,但与甲状腺增生的程度无相关性。脉冲多普勒PWD,频谱参数与正常组接近,频带稍增宽,收缩期峰值后为一平缓斜坡,与甲亢的表现有明显的不同。也有学者对碘缺乏地区甲状腺肿患儿的甲状腺血流进行了定量及半定量研究,发现患儿甲状腺血管峰值流速SPV增高,阻力指数RI降低。

2.单纯性结节性甲状腺肿

结节性甲状腺肿(nodular goiter,NG)是单纯性甲状腺肿发展至后期的表现。甲状腺在弥漫性肿大的基础上,不同部位的滤泡上皮细胞反复增生和不均匀的复旧,形成增生性结节,亦称腺瘤样甲状腺肿,其结节并非真正腺瘤。结节一般多发,巨大的结节形成,可使甲状腺变形而更为肿大,可达数百克,甚至数千克以上,又称多发性结节性甲状腺肿。

(1)灰阶超声。结节外的甲状腺:①甲状腺形态及大小,以往认为结节性甲状腺肿的典型声像图表现是甲状腺两叶不规则增大伴多发性结节。甲状腺呈不同程度增大,多为非对称性肿大,表面凹凸不光整。但随着高分辨率彩色多普勒超声普遍用于甲状腺检查,不少病例的甲状腺大小在正常范围,仅发现甲状腺结节。根据某医院 2007—2008 年间由外科手术且病理证实为结节性甲状腺肿的186 例患者(排除非首次手术患者 36 例)的 150 例患者的术前超声检查,其中甲状腺左右两侧叶呈对称性肿大的仅占 7.3%(11 例),而左、右叶单侧肿大呈不对称性的占 31.3%(47 例),还有 61.3%(92 例)甲状腺大小在正常范围内。而且,在平时的工作也发现,甲状腺大小在正常范围内的患者占很大比例,正因如此,这部分患者并不会出现压迫症状而甚少进行外科手术,大多采取超声随访,但这些其实都是结节性甲状腺肿。这都表明了以往认为结节性甲状腺肿的诊断标准由体积增大和结节形成的观点随着人群甲状腺普查率的增高也应有所改进,体积是否增大已不能作为判别结节性甲状腺肿的必要条件,即结节性甲状腺肿的体积不一定增大。这样,结节形成就成为诊断的标志。另外,150 例结节性甲状腺肿患者中,峡部正常的有 48 例,占50.7%,峡部饱满的有74 例,占 49.3%,峡部增厚的有 28 例,占 18.7%,增厚的峡部平均厚约 6.47 mm,最厚的约 18.8 mm。

②甲状腺回声:甲状腺实质的腺体回声通常稍增粗,回声增高,分布尚均匀或均匀的,有时可不均匀,并可见散在点状或条状回声,这种实质回声的表现是由于甲状腺组织在弥漫性增生基础上的不均匀修复,反复的增生复旧致结节形成,而结节间组织的纤维化所致。根据瑞金医院对上述 186 例病理证实为结节性甲状腺肿患者的分析,大部分甲状腺实质呈中等回声,约占 86%,回声减低的占14%;回声不均匀的占了 88.2%,这可能与接受手术的患者一般病程较长,增生复旧明显有关,但在实际的临床工作中,甲状腺回声不均匀的比例并没有这么高。而结节布满甲状腺时,则无正常甲状腺组织。

甲状腺结节。①结节大小及形态:结节形态一般规则,多呈圆形或椭圆形,也有的欠规则。大小不一,几毫米的微小结节至数十毫米的巨大结节均有报道,巨大的结节重达数千克。超声对 1 cm 以下的结节敏感性较 CT 和核素扫描高,但对胸骨后甲状腺肿的结节扫查受限。根据相关学者的经验表明,现今的超声诊断仪分辨率足以显示 5 mm 以下的微小结节,对 1~2 mm 的结节也很敏感。②结节边界:边界清晰或欠清晰,当结节布满整个甲状腺时,各结节间界限变得模糊不清。绝大多数无晕环回声,文献报道有 11.76% 的结节性甲状腺肿患者可出现晕环。时间长的结节或比较大的结节由于挤压周围组织而形成包膜,这并非结节自身真正的包膜,故一般不完整,较粗糙。有学者的研究也表明,结节性甲状腺肿的结节边界一般欠清,占82.3%,结节边界不清的也占 15.6%,有时需与甲状腺癌作鉴别。③结节数目:结节性甲状腺肿的增生结节占甲状腺所有结节的 80%～85%。多发结节占大多数,其数目变化很大,可为一侧叶多个结节或两侧叶多个结节,甚至可以布满整个甲状腺。文献报道的单发结节绝不鲜见,可占 22%～30%,需与腺瘤和癌作鉴别。根据结节数目可将结节性甲状腺肿分为 3 型,即孤立性结节型、多发性结节型及弥漫性结节型。孤立性结节型:超声检查甲状腺内见单发性的结节,大小不等,呈圆形或椭圆形。体积较大者见其内有多个结节组成,局部甲状腺组织增大、隆起。大部分结节边界清晰,也有的欠清晰。结节性甲状腺肿是一个慢性的病理发展过程,所谓的孤立性结节,只是一个超声上的分类,甲状腺实质内可能还存在其他微小结节,只是超声分辨率不足以将其显示。多发性结节型:占绝大多数,甲状腺内出现两个以上结节,大小不等。本组占 96.2%。可以是一侧叶多个结节或两侧叶多个结节,实性、囊性、囊实混合性结节均可见,回声多为中等偏强也可呈低回声,结节形态特征与孤立性结节型相同,结节内可出现不同性质的退行性变。结节有多形性和多源性的特点,所以同一甲状腺内不同结节的大小、形态、内部回声等可呈不同表现。弥漫性结节型:甲状腺体积明显不对称肿大,表面凹凸不平,内布满大小不等的结节,结节间界限不清,结节内、外回声相似,看不到正常甲状腺回声,此型更容易出现退行性变,如散在不规则液化区和钙化斑。有的结节融合呈大片状钙化,结节边界不清,无完整包膜。本组中有 5 例为弥漫性结节型,其声像图表现非常有特点,甲状腺包膜不光整,实质内满布大小不等的结节,看不到正常的腺体回声,结节间有的以低回声分隔,有的以高回声分隔,有的没有明显边界,呈现"结中结"的现象。这种弥漫性结节型的甲状腺肿,要与甲状腺弥漫性病变区分。④结节内部回声:与病理改变的不同阶段有联系,多为无回声或混合性回声,低回声、等回声以及高回声也均可见。病变早期,以"海绵"样的低回声多见,此期结节内滤泡增大,胶质聚集。此期患者多采取内科治疗,故手术送检病理较少,占 3.8%～7%。病变发展程度不一时,则表现为由低回声、无回声及强回声共同形成的混合性回声。无回声和混合性回声结节是病变发展过程中结节继发出血,囊性变和钙化等变性的表现。实性结节或混合性结节中的实性部分多为中等偏高回声,占 53.8%,回声大多欠均匀或不均匀,亦可比较均匀。

甲状腺肿结节的钙化表现为典型的弧线状、环状或斑块状,较粗糙,声像图上表现为大而致密的钙化区后伴声影。这与甲状腺乳头状癌的微钙化不同。根据超声表现的内部回声大致分为实性结节、实性为主结节、囊性为主结节 3 类。

囊性变结节按液体的成分不同可分为 3 种类型:胶质性囊肿、浆液性囊肿和出血性囊肿。胶质性囊性变多见于胶质结节,主要由于甲状腺滤泡过度复旧,破裂融合所致。结节内可见典型的"彗星尾"伪像。浆液性囊性变多由于间质水肿,液体聚集,扩张膨胀形成,结节呈一致性无回声。出血性囊性变是由于动脉管壁变性,导致滤泡内和间质内的出血所致,无回声内可出现细小点状回声或液平面。

(2)多普勒超声:CDFI显示腺体内散在点状和分支状血流信号,与正常甲状腺血流信号相比,无明显增多。腺体血流信号也可增多,此时可见粗大的囊性结节,边界清,结节内部可见细小点状回声漂浮,结节内通常表现为常无血供或少血供(但是年轻患者生长迅速的增生结节除外),结节内无明显的中央血流,原因可能是增生的结节压迫结节间血管、结节内小动脉壁增厚及管腔闭锁,结节供血不足所致。液化的结节也无血流可见。有学者认为直径>10 cm的实性结节当多切面扫查,内部仍无血流信号时,结节可能性大。然而,由于现代能量彩色多普勒技术的进展,对低速血流的敏感性提高,大量的甲状腺结节同样可见病灶内血流信号,因而将"单独的病灶周边血流信号"作为良性病变的特征已经不再合适。结节周边可有也可无环形血流。

### (三)治疗原则

#### 1.单纯性甲状腺肿的治疗原则

缺碘是弥漫性甲状腺肿大的主要原因,全球实行食用盐加碘(USI)措施后,发病率较以往大大下降,防治作用显著。但同时也出现了碘过量而造成甲状腺肿的情况。故补碘不能一概而论,应当结合地方实际情况实施并对人群尿碘及甲状腺肿情况进行随访。青春期的弥漫性甲状腺肿是甲状腺激素需要量激增的结果,多数在青春期过后自行缩小,无须治疗。对于早期轻中度甲状腺肿无须外科手术,服用碘化钾或甲状腺素片即可。高碘甲状腺肿与缺碘甲状腺肿发病机制不同,补充甲状腺素无效。

当弥漫性甲状腺肿出现呼吸困难、声音嘶哑等压迫症状应手术治疗,若无症状但X线检查气管有变形或移位或喉镜检查已确定一例声带麻痹,也应采取手术治疗。胸骨后的甲状腺肿也应手术治疗。巨大的单纯性甲状腺肿,虽未引起压迫症状,但影响生活和劳动,也应予以手术切除。

#### 2.结节性甲状腺肿的治疗原则

以预防为主,因结节性甲状腺肿是病变的晚期表现,可能出现自主性高功能病灶,在排除高功能结节可能后,可采用甲状腺素治疗,剂量亦偏小,但其疗效不大,只有20%~40%的结节可缩小,且不能治愈。[131]I核素治疗剂量难以控制,且有发生结节突然增大的可能,故一般不采取。由于结节性甲状腺肿以多发结节为主,手术摘除甲状腺后需长期服甲状腺素以维持甲状腺功能,剂量常难以调节,故手术的指征是甲状腺内有直径>2 cm 的结节,出现压迫症状或结节性甲状腺肿继发功能亢进或结节疑有恶变。

# 第二节 结节性疾病

## 一、甲状腺腺瘤

### (一)流行病学、病因及病理

甲状腺腺瘤(thyroid adenoma,TA)起源于甲状腺滤泡(上皮)组织,是甲状腺最常见的良性肿瘤。甲状腺腺瘤的确切病因尚不清楚,可能与放射性有关,并发现在地方性甲状腺肿的流行地区甲状腺腺瘤的发病率明显增高。临床上难以确定甲状腺结节的性质,即使病理活检,有时甲状腺腺瘤与结节性甲状腺肿、滤泡性腺瘤与滤泡性甲状腺癌也不易明确辨认。因此,甲状腺腺瘤确切的发病率难以精确统计。

根据甲状腺腺瘤的组织形态可分成滤泡性腺瘤和非滤泡性腺瘤两大类,其中滤泡性腺瘤最常见,又可分成以下亚型,胶样腺瘤、单纯性腺瘤、胎儿型腺瘤、胚胎型腺瘤、嗜酸细胞腺瘤(又称 Hürthle 细胞腺瘤)、非典型腺瘤、毒性(功能亢进)腺瘤等。

### (二)临床表现

病程缓慢,病变早期临床表现往往不明显,一般无自觉症状,多数在数月到数年甚至更长时间,因稍有不适或肿块达到 1 cm 以上甚至更大而发现。多为单发,少数为多发性,可发生于正常甲状腺和异位甲状腺,呈圆形或椭圆形,表面光滑,边界清楚,质地坚实,与周围组织无粘连,无压痛,可随吞咽上下移动。巨大瘤体可产生邻近器官受压征象,但不侵犯这些器官,如压迫气管,使器官移位。有少数患者因瘤内出血可引起颈部局部不适或疼痛,出现颈部肿块或原有肿块近期增大。病史较长者,往往因钙化而使瘤体坚硬;毒性(功能亢进)甲状腺腺瘤患者往往有长期甲状腺结节的病史,早期多无症状或仅有轻度的心慌、消瘦、乏力,随病情发展,患者表现为不同程度的甲亢症状,个别可以发生甲亢危象。

### (三)实验室检查或其他检查

除毒性(功能亢进)腺瘤外,甲状腺各项功能、甲状腺吸$^{131}$I率多为正常,功能自主性甲状腺腺瘤可以偏高。在核素显像中,甲状腺腺瘤有不同的功能,甲状腺腺瘤可表现为"热结节""温结节"或"凉、冷结节",其中以"凉、冷结节"为主。

### (四)超声表现

Hegedus等认为超声声像图特征的综合分析比单一声像图作为诊断依据的准确性高,但是,良恶性特征交叉明显。造成以上问题的因素包括超声仪器不同、影像医师或内科医师的经验和超声诊断良恶性结节的标准不同等。为避免超声检查过程中不同观察者间不必要的误差,必须不断完善甲状腺结节特征的非标准化问题。以下学者结合文献和经验分析甲状腺腺瘤灰阶超声和彩色多普勒超声等各项特征,希望对临床的诊断工作提供一定的指导意义。

**1.灰阶超声**

(1)结节位置和大小:甲状腺腺瘤多为单发,多见于女性,左、右侧叶的发生率无明显差异,发生于峡部者及双侧叶少见,极少部分可以异位。后方回声不衰减,随吞咽上下活动度好,甲状腺腺瘤不伴周围浸润及颈部淋巴结肿大。Deveci等依据超声测量将肿块大小分为5组:A组为1 cm以下,B组为1.1~2 cm,C组为2.1~3 cm,D组为3.1~5 cm,E组为5 cm以上,大多数甲状腺腺瘤的大小为B组和C组,并认为除了大小≤1 cm的肿块测量一致性为78.5%,超声对良恶性甲状腺结节的测量与术后大体标本的一致性≤50%。

(2)结节形状:甲状腺腺瘤瘤体呈圆形、卵圆形或椭圆形,瘤体的形状与肿瘤所处位置及大小有关,位于峡部及较大的肿块多呈椭圆形,较小,而位于两侧叶的结节则多呈圆球形。另外,瘤内出血的肿块也多趋圆球形。Moon等的研究发现大多数腺瘤的A/T<1,证明了良性结节平行于正常组织平面生长的事实。这里所讲的横径并不单纯指横断面上的内外径,其也可指纵断面上的上下径。

(3)结节边界、边缘和声晕:一般认为甲状腺腺瘤边界清楚,绝大部分有包膜,较完整,边缘可见特征性的声晕,等回声的腺瘤可通过声晕发现。典型的声晕薄而光滑。声晕的检出率各家报道差别非常大,可能与对声晕的判定标准不一有关。Solbiati等发现结节周围无回声声晕可见于36%的甲状腺结节内,且在良性病灶中出现的频率远多于恶性(86% *vs* 14%);等回声病灶伴声晕很容易判断为良性病灶,据Solbiati等报道恶性肿瘤伴有声晕的比率也很高(53%),因此虽然声晕的检出对腺瘤的诊断有较大意义,但发现声晕并不一定就能确诊腺瘤,已发现甲状腺乳头状癌也可出现声晕,少数结节性甲状腺肿的结节亦可有声晕。目前认为声晕是由于小血管围绕或周边水肿、黏液性变等原因所致。有学者认为声晕在不同病例可有不同的病理改变。除血管外,包膜外甲状腺组织的受压萎缩,周围组织的炎性渗出,间质水肿,黏液性变,包膜与周围甲状腺组织的粘连及包膜本身等病理变化均与晕环的产生有关,这可解释临床上部分晕环检测不到环形血流信号的现象。

(4)结节内部回声:从超声声像图上,甲状腺腺瘤可分为3个类型:实性、囊实性及囊性;相对于周围正常甲状腺实质和肌肉回声可将实质回声分成极低回声、低回声、等回声和高回声。文献报道甲状腺腺瘤以实质性等回声和实质性高回声为主,并认为等回声图像对诊断很重要,73%的等回声结节被手术和病理证实是腺瘤或腺癌。回声图像和病理表现间的关系可以解释它与正常的腺体非常相似的原因,不同病理类型腺瘤的声像图差异性主要表现在内部回声,有研究指出腺瘤回声的强弱、均匀程度与其病理组织学特征有关:细胞和滤泡较大、胞质较丰富、排列疏松的腺瘤,其回声较低;细胞和滤泡较小、排列紧密者,其回声较高;间质含较丰富的血管和纤维组织者,回声较高。

较大腺瘤可发生退行性变,包括囊性变、出血、坏死、钙化或乳头状增生。当发生囊性变或出血时,内部出现不规则无回声,呈混合性。囊性变区域范围不一,囊性变区域较小时表现为腺瘤内小片状无回声区,囊性变区域较大时囊腔可占据整个肿瘤,部分形成分隔状或囊壁处残存少量实性回声,部分囊壁可见乳头状或团块形突起。囊内出血常导致结节内无回声区透声较差,囊腔内见悬浮状态的细小斑片状或片絮状增强回声。

(5)结节钙化:12%~27%滤泡状腺瘤可出现钙化,甲状腺良性病变内的钙化为血肿吸收后在结节的壁上出现粗糙钙化或者少数患者出现血肿内部纤维充填。文献报道显示钙化在男女之间无明显差异,说明不同性别的钙化发生机制是相同的。而且,Kakkos等以40岁为界,<40岁的患者甲状腺内钙化的发生率明显高于40岁以上的患者。由于样本不同、仪器不同、对钙化的分类方法不同以及不同观察者对同一钙化类型认识和理解的不同,甲状腺腺瘤的超声钙化发现率各家报道不一。目前还没有统一的钙化大小的标准,2008年Moon等将甲状腺内的钙化分为微钙化、粗钙化和边缘钙化3种类型,其中强回声>1 mm称为粗钙化,并将沿结节周围呈弧形或蛋壳样钙化称为边缘钙化(图2-5)。而这种粗钙化和边缘钙化多见于良性结节。虽然多数学者同意微钙化在甲状腺癌中的发生率明显高于腺瘤等良性结节,但是粗钙化也同样可见于恶性结节中。

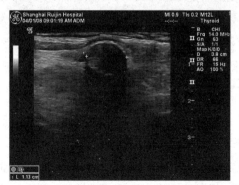

**图 2-5 结节性甲状腺肿灰阶超声显示**

纵断面显示结节边缘蛋壳样钙化

### 2.多普勒超声

甲状腺是血供丰富的内分泌腺体,甲状腺上皮细胞能产生血管生成因子如血管内皮生长因子(VEGF)、胎盘生长因子或成纤维生长因子,这些因子在炎症和肿瘤状态下可引起相应的血流改变,利用彩色多普勒及能量多普勒超声能清晰反映甲状腺结节的血流变化。Fukunari 等利用彩色多普勒超声将甲状腺结节的血流情况分成Ⅰ、Ⅱ、Ⅲ、Ⅳ级。①Ⅰ级:结节内没有血流;②Ⅱ级:彩色血流仅可见于结节的周边;③Ⅲ级:血流穿入肿瘤,血供中等;Ⅳ级:多支血流穿入肿瘤,血流供应丰富,并将Ⅰ级和Ⅱ级认为是良性的,Ⅲ级和Ⅳ级认为是恶性的,其敏感性为 88.9%,特异性为 74.2%,准确率 81%。Varverakis 等发现对于有血流信号的结节来说,周边血流常见于良性结节($P < 0.01$,特异性 = 0.77,敏感性 = 0.46),并认为结节无血流信号不能排除恶性的可能性,因为血流信号主要取决于结节的大小而不是组织学特征。而 Foschini 等利用彩色多普勒超声将甲状腺结节的血流情况分成结节内没有血流信号、结节周围见血流信号以及结节内见血流信号 3 种类型,并发现正常甲状腺、胶样甲状腺肿、甲状腺滤泡性肿瘤、甲状腺乳头状癌等具有各自不同的血流分布特点,发现彩色多普勒超声结合三维立体显微镜检查可以反映各种不同病理状态下的甲状腺血流变化,虽然滤泡性肿瘤内部多见粗大血管,但是没有发现彩色多普勒超声血流类型上滤泡性腺瘤和滤泡状癌之间有何差异。

Fukunari 等发现腺瘤样增生和滤泡性腺瘤、滤泡状癌的搏动指数存在显著差异($P < 0.01$)。De Nicola 等认为以甲状腺结节内血流信号阻力指数(RI)0.75为临界值,准确性、特异性和阴性预测值很高,分别是 91%、97%、92%,而敏感

性和阳性预测值较低,分别是 40％和 67％,腺瘤样增生结节内 RI 为0.588、腺瘤为 0.662 和恶性结节为 0.763($P<0.001$),但是 Yazici 等分析 123 位 7～17 岁健康儿童甲状腺上动脉的 PI、PSV 与年龄、身高及体重等因素正相关,而 RI 与年龄、身高及体重等因素负相关,因此甲状腺结节内的血流信号包括血流速度及阻力指数等脉冲多普勒参数对鉴别诊断的意义有待进一步大样本研究。

### (五)治疗原则

长期以来,甲状腺腺瘤的治疗以开放性外科手术为主,包括单纯腺瘤摘除、甲状腺叶次全切除术、甲状腺叶全切术和甲状腺全切术或亚全切术。但是近年来,内镜手术法也成为一种被患者普遍接受的新型的甲状腺腺瘤手术方法。而超声引导穿刺注入硬化剂治疗甲状腺腺瘤方法简便,可重复治疗,术中创伤小,痛苦少,患者易接受,是一种安全有效的治疗方法,其机制是无水酒精可使细胞脱水,蛋白质发生凝固性坏死,进一步纤维化钙化。

毒性(功能亢进)腺瘤治疗方面要根据患者是否有甲亢,若患者血中 $T_3$、$T_4$ 均正常又无甲亢症状,且腺瘤又无压迫症状,可以留待观察;当患者有甲亢症状,血中 $T_3$、$T_4$ 升高或患者因腺瘤较大有压迫症状和体征时可考虑外科手术摘除或服[131]I 治疗。患者若甲亢症状明显,术前应认真准备,手术操作中应避免过多挤压腺瘤,使血液循环中甲状腺激素浓度突然升高,引起甲亢危象,或原有心脏病者引起心律失常。

## 二、甲状腺癌

甲状腺癌是最常见的内分泌系统恶性肿瘤,按细胞来源可分为滤泡上皮细胞源性甲状腺癌和 C 细胞源性甲状腺癌两类。滤泡上皮细胞来源甲状腺癌又有分化型甲状腺癌和未分化型甲状腺癌之分,前者包括乳头状癌和滤泡状癌。发生于神经内分泌 C 细胞的称髓样癌。

### (一)临床概述

甲状腺癌占所有恶性肿瘤的 1％,占男性癌症的 0.5％,女性癌症的 1.5％。94％为分化型甲状腺癌,5％为甲状腺髓样癌,属神经内分泌肿瘤,其余的 1％为未分化型甲状腺癌,通常由分化型癌去分化而形成。

甲状腺癌的发病机制至今尚未完全明了,缺碘、辐射、家族因素、遗传和基因缺陷皆是甲状腺癌的发病因素。其他甲状腺病变,如结节性甲状腺肿、甲状腺功能亢进、桥本甲状腺炎也可能和甲状腺癌有关。另外,家族性腺瘤性息肉病、乳腺癌、Cowden 病和甲状腺癌也有密切关系。

不同类型甲状腺癌的病理特点、人群分布、临床表现、恶性程度、转移规律及预后有较大差别。同一类型甲状腺癌在不同人群的表现也不尽相同。

1.乳头状癌

(1)流行病学:乳头状癌占甲状腺癌的75.5%～87.3%,女性多于男性,2.6:1～4:1,发病年龄10～88岁,平均41.3岁,在30～40岁女性比例明显增加。

(2)病理:肿瘤切面呈灰白色,实性,中心部分可见纤维化,大肿瘤可见囊性结构。光镜下可见复杂分支状乳头,含纤维血管轴心。40%～50%的乳头状癌可见砂粒体。根据不同的组织学特点,乳头状癌可分为几种亚型,包括滤泡型、弥漫硬化型、柱状细胞癌、高细胞癌、嗜酸性细胞乳头状癌、Warthin瘤样肿瘤、伴有结节性筋膜炎样间质的乳头状癌、筛状乳头状癌及辐射引起的儿童甲状腺癌。

(3)临床表现:临床上大多数乳头状癌首先表现为甲状腺结节,常在体检时或由他人发现。首先发现颈部淋巴结肿大的患者也不在少数。肿大淋巴结常出现在病变甲状腺的同侧颈部,也可出现在上纵隔。还可出现对侧颈部淋巴结转移。据Carcangiu等报道(1985年),乳头状癌98.7%首先表现为颈部异常,67.2%位于甲状腺内,13%为甲状腺和颈部淋巴结异常,19.7%仅出现颈部淋巴结异常。

2.滤泡状癌

(1)流行病学:滤泡状癌的发病率居甲状腺癌的第二位,占9.9%～16.9%,女性发病率高于男性,2.3:1～4.7:1,从青春期到45～49岁,滤泡状癌的发病率稳定上升,60～70岁出现发病率再次上升。本病好发于地方性甲状腺肿患者,碘缺乏或继发性TSH刺激可能和肿瘤的发病有关。

(2)病理:滤泡状癌恶性程度较乳头状癌高,血行转移率高,淋巴结转移少。可分为包裹性血管浸润型和浸润型,前者肉眼观类似甲状腺滤泡性腺瘤,后者可侵占大部分甲状腺组织,并蔓延至包膜外,与周围组织粘连。两型皆可有出血、坏死、囊性变、纤维化和钙化。镜下变化较大,从分化极好如正常甲状腺滤泡到明显恶性的癌,其间有过渡型。

(3)临床表现:临床上大多数滤泡状癌表现为单发的无痛性甲状腺结节,仅极少数患者出现声嘶、吞咽困难或颈部压迫感。颈部淋巴结累及少见,但有10%～20%的患者首先表现为肺或骨转移。

**3.髓样癌**

(1)流行病学:占甲状腺癌的 2.8%～3.3%,女性稍多于男性,随年龄增大,发病率缓慢上升,在 70～74 岁达高峰。

(2)病理:由于髓样癌源于滤泡旁 C 细胞,故多数位于甲状腺上半部,包膜可有可无,切面灰白,质地实性,可因钙化而有沙砾感。镜下肿瘤可呈典型内分泌肿瘤样结构,或形成实性片状、细胞巢、乳头或滤泡样结构。间质常有淀粉样物质沉着。

(3)临床表现:约 80% 为散发性,其余约 20% 为遗传性肿瘤,见于 3 种类型:多发性内分泌肿瘤综合征 MEN-ⅡA 型、MEN-ⅡB 型及家族性甲状腺髓样癌。51.8%在初诊时肿瘤局限于甲状腺,31%出现局部淋巴结转移,13.6%出现远处转移。少数患者出现吞咽困难、淋巴结转移或喉返神经侵犯表现,尚可出现和降钙素、促肾上腺皮质激素、肠血管活性多肽或 5-羟色胺释放相关的临床效应。

**4.未分化癌**

(1)流行病学:未分化癌占甲状腺癌的 1.6%,女性男性比例 1.5∶1,50 岁之后发病率上升,并随年龄增大呈不断增加,平均年龄 67 岁。

(2)病理:未分化癌肿块巨大,呈广泛浸润性生长,浸润至周围软组织,无包膜,质硬而实,灰红或暗红,出血坏死常见。镜下肿瘤的一部分或全部由未分化细胞组成,可找到分化较好的甲状腺癌如滤泡状或乳头状癌成分。

(3)临床表现:未分化癌约 75% 首先表现为颈部迅速增大肿块,常出现颈部和纵隔淋巴结肿大,导致上呼吸消化道压迫或阻塞症状,36%出现呼吸困难,30%出现吞咽困难,28%出现声嘶,26%出现咳嗽,17%出现颈部疼痛。初诊时即有 15%～20%出现远处转移,常见转移部位是肺和胸膜。

**(二)超声表现**

**1.甲状腺乳头状癌**

(1)单纯乳头状癌:根据不同的组织学特点,乳头状癌可分为多种亚型,这里所讲的单纯乳头状癌特指弥漫硬化型之外的其他类型乳头状癌。

甲状腺乳头状癌可以是单灶性也可以是多灶性,根据手术发现,多灶性乳头状癌的患病率为 28.7%～46%,多灶性微小乳头状癌的患病率为 20%～28.7%。超声上 A/T≥1 是诊断单纯乳头状癌较具特异度的指标,特异度可达 92.5%,敏感度为 15%～74.1%。51%～79.2%癌灶边界模糊,21.5%乳头状微小癌边界模糊。边界模糊是生物学上具侵袭性乳头状癌的重要超声特征,超声显示边界模糊诊断肿瘤侵犯的敏感度为 84%,特异度 31%,对于这些病例需仔细随访。边界模糊的乳头状微小癌41.9％超声可探及颈侧区淋巴结转移,而边界清晰者仅3.7％。边缘不规则可能也代表了肿瘤的侵袭性,63％～92.9％乳头状癌边缘不规则,但Chan等报道有高达93％的乳头状癌边缘规则,这可能是由于在定义边缘规则或不规则时标准不一、评判时有较大主观性所导致。7％～26％的病灶可发现低回声声晕,声晕常不完整,厚度不均。据Jeh等的数据,乳头状癌近半数的声晕为厚声晕。声晕的形成和肿瘤的包膜有关,超声显示声晕诊断肿瘤具备包膜的敏感度为42％,特异度为88％。根据资料显示,乳头状癌29.8％A/T≥1,51.2％边界模糊,85.1％边缘不规则,23.8％出现声晕,这些声晕的85％不完整,85％厚度不均匀。

85％～98.4％的乳头状癌表现为实性结节,0.8％～10％为实性为主结节,0～6％为囊性为主结节。病理上乳头状癌约1/3可出现囊性变,但超声显示的数量明显要少,这可能和囊性变区域太小超声无法显示有关。乳头状癌结节中超声仅检出3.7％的结节伴有囊性变。文献报道超声显示的囊性变诊断病理上囊性变的敏感度为42％,特异度79％。部分囊性为主的乳头状癌表现为不规则实性成分凸向囊腔,在实性部分有点状钙化强回声,此即"囊内钙化结节"征,这一征象是诊断囊性乳头状癌非常特异的指标。

和邻近甲状腺组织回声相比,单纯乳头状癌86％～89％表现为低回声,如果和颈长肌相比较,则12％的乳头状癌表现为极低回声,高回声甲状腺乳头状癌罕见,仅占0～2％。52％～100％结节回声不均匀。

在显微镜下评估乳头状癌时,常可发现钙的沉积,这可能是因为砂粒体或粗糙的颗粒状不规则钙化沉积所致。超声上点状强回声诊断微钙化敏感度为50％,特异度52％。乳头状癌30％～42％显示微钙化,4％～28％显示粗钙化,1.6％～2％显示边缘钙化。乳头状微小癌的微钙化发生率小于较大的乳头状癌,超声上20.8％～25.2％乳头状微小癌出现微钙化,38.7％出现粗钙化。超声上甲状腺乳头状癌80.4％出现钙化,76.2％的结节出现微钙化,20.2％的结节出现粗钙化,和文献报道不同,有学者的研究显示乳头状微小癌结节的钙化发生率高于乳头状临床癌(指直径＞1 cm的乳头状癌)。

甲状腺乳头状癌中的滤泡型亚型的超声表现须引起关注,部分滤泡型乳头状癌具备甲状腺乳头状癌的典型超声表现,但也有部分滤泡型乳头状癌和滤泡状腺瘤或腺瘤样结节性甲状腺肿的超声表现相似。Komatsu等认为当术前FNA提示乳头状癌而超声提示滤泡状肿瘤时,要考虑滤泡型乳头状癌的可能。

Chan等发现78％的乳头状癌在彩色多普勒超声显示为中央血管为主型血

管模式,22%表现为边缘血管为主型血管模式,Cerbone 等的研究证实乳头状癌95%出现中央血管,而 Yuan 等的研究发现 84%的乳头状癌呈中央血管和边缘血管同时出现的混合型血供。从以上研究者的结果似乎可得出这么一种结论,即中央血管是乳头状癌的重要血供特点。然而根据对乳头状癌结节的分析,甲状腺乳头状癌 50.6%呈单纯边缘型血管,12.5%呈边缘为主型血管,33.9%呈边缘血管和中央血管丰富程度相似的混合型血管。

(2)弥漫硬化型乳头状癌:弥漫硬化型乳头状癌是甲状腺乳头状癌的一种罕见变型,约占甲状腺乳头状癌的 1.8%。在组织学上,特征性地表现为甲状腺被弥漫性累及,出现广泛纤维化、鳞状上皮化生、严重淋巴细胞浸润和多发砂粒体。43.4%弥漫硬化型甲状腺乳头状癌合并甲状腺炎,而单纯性甲状腺乳头状癌仅10.7%。年龄 10~57 岁,平均 27~29 岁,60%<30 岁,好发于女性。患者颈部常可触及肿块,可出现声嘶、压迫感,80%~100%出现颈部淋巴结转移。行甲状腺全切治疗,术后放射碘治疗,术后复发率较高,但预后和单纯乳头状癌相似。

超声上表现为甲状腺弥漫性散在微钙化,并大多可见边界模糊可疑肿块,但也可无肿块形成,仅出现微钙化。也可表现为甲状腺内多发可疑低回声或混合回声团块,团块内出现微钙化。超声上的微钙化及不均匀低回声和病理上的砂粒体、广泛纤维化和淋巴细胞浸润相对应。多数患者甲状腺实质表现为不均匀低回声,这可能是由于合并甲状腺炎所致。

由于弥漫硬化型乳头状癌有非常高的颈部淋巴结转移发生率,故对该类患者应行颈部淋巴结超声检查。

当甲状腺呈弥漫性不均匀低回声,散在微钙化,应考虑到弥漫硬化型乳头状癌的可能。但并不是所有这种表现的病变皆为弥漫硬化型乳头状癌,单纯乳头状癌也可出现这种超声征象。

**2.甲状腺滤泡状癌**

有关滤泡状癌的超声特征研究目前尚不充分,一方面可能是由于滤泡状癌的数量相对较少,另一方面可能是由于滤泡状癌和滤泡状腺瘤的超声特征基本相似,且 FNA 也无法作出鉴别,从而对研究造成了诸多障碍。根据韩国学者的报道,和乳头状癌相比较,滤泡状癌在形态方面更趋向于呈扁平状,73.9%A/T<1,26.1%A/T≥1。由于不均匀浸润型生长,60.9%滤泡状癌边缘呈微小分叶状或不规则。大部分的肿瘤 A/T<1,说明其平行于组织平面生长,这种生长方式对正常组织会产生压迫,因而 86.6%滤泡状癌出现声晕(薄声晕 39.1%,厚声晕 47.8%)。82.6%滤泡状癌呈实质性,17.4%呈实性为主,17.4%呈囊性为

主。在回声方面,滤泡状癌69.6%回声不均;和颈长肌相比较,65.2%滤泡状癌为等回声或高回声,另34.8%为低回声。滤泡状肿瘤形成多个小滤泡巢,和正常甲状腺相似,滤泡内含有不同数量的胶样物质,肿瘤的回声可能取决于肿瘤内胶质的数量。滤泡状癌17%出现钙化,但未发现微钙化,这是由于滤泡状癌无砂粒体,这点和乳头状癌有明显差异。

显然,滤泡状癌的超声表现和其他甲状腺恶性肿瘤的超声表现不同,许多滤泡状癌可能被当成非恶性病灶。最可能和滤泡状癌混淆的是滤泡状腺瘤,两者的超声表现相似,在声像图上的表现皆可类似于正常睾丸。有报道认为滤泡状癌可在短期内增大,而滤泡状腺瘤则常出现结节内囊性变,这在滤泡状癌罕见,然而,鉴别诊断微小浸润型滤泡状癌和滤泡状腺瘤非常困难,需要组织学发现包膜和血管侵犯来诊断滤泡状腺癌。

但彩色/能量多普勒超声可能会对滤泡状癌和腺瘤的鉴别提供有益的信息。Miyakawa等观察到80%滤泡状癌表现为结节中央血管为主型血供,而84%的滤泡状腺瘤显示为肿瘤边缘血管为主型血供,能量多普勒超声鉴别两者的敏感度为87.5%,特异度为92%。Fukunari等报道滤泡状癌无血管型,13.6%为边缘血管为主型血供,45.5%显示血流穿入肿瘤,40.9%高速血流穿入肿瘤,而滤泡状腺瘤相应的百分比为16.9%、49.4%、30.3%和3.4%。将无血管及边缘血管判断为良性,将穿入肿瘤血管判断为恶性,则诊断的敏感度为88.9%,特异度为74.2%,准确性为81%。有学者认为高速搏动血流穿入肿瘤可作为滤泡状甲状腺癌的新诊断标准。

在频谱多普勒方面,可通过测量肿瘤的收缩期峰值流速PSV、舒张期末流速EDV及PI、RI对两者进行鉴别。滤泡状癌的 PSV(41.3±18.5)cm/s,PSV/EDV 5.1±2.5,滤泡状腺瘤分别为(24.7±16.5)cm/s、2.7±0.9,两者差异有显著统计学意义;滤泡状癌PI 1.7±0.6,滤泡状腺瘤为0.9±0.5,两者差异有显著统计学意义;滤泡状癌RI 0.8±0.1,滤泡状腺瘤为0.6±0.2,两者差异有显著统计学意义。PI>1.35,RI>0.78,PSV/EDV >3.79可达到最好的鉴别诊断滤泡状癌和滤泡状腺瘤效果。

然而,学者通过对7例滤泡状甲状腺癌结节血供特征的观察,未能观察到上述文献报道的彩色/能量多普勒血流信号特征,我们观察到6/7的结节呈混合型血管模式,结节血流RI和PI也低于文献报道的测量值,仅2/7个结节的PI>1.3,RI>0.7。对于导致这种结果的原因,尚有待进一步探讨。

### 3.甲状腺髓样癌

甲状腺髓样癌是源于滤泡旁细胞的恶性肿瘤,较为罕见。由于其是 C 细胞来源,故多数位于甲状腺上半部,肿瘤多为单发,也可多发。超声上肿瘤边界相对清晰,边缘不规则,所有的肿瘤皆未出现声晕,且皆表现为低回声,0～5.3%结节出现囊性变,83%～95%肿瘤内可见钙化强回声。这些钙化强回声中44.4%属于微钙化,55.5%属于粗钙化,粗钙化中的一半呈多发致密粗钙化。和乳头状癌相比较,髓样癌钙化更趋向于位于肿块中心位置。低回声结节,结节内钙化,结节无声晕这 3 项特征相结合对诊断髓样癌的敏感度为 89%,将髓样癌和良性结节鉴别的特异度>90%。髓样癌 79%表现为结节内高血供,50%出现边缘血供,但肿瘤过小时可不显示血流信号。根据学者的经验,髓样癌也可不出现钙化,也可出现明显的声晕,彩色/能量多普勒上常表现为混合型高血供。甲状腺髓样癌淋巴结转移的发生率很高,75%患者的转移性淋巴结内可见点状钙化强回声。

由于分化型甲状腺癌的超声特征和髓样癌有较多相似之处,故超声常难以鉴别髓样癌和非髓样甲状腺癌。如果出现髓样癌的可疑超声特征,应进行降钙素测量。超声可明确甲状腺内病灶,在术前可应用于髓样癌的分期,对于术后颈部复发,超声是最有效的检查手段,可显示 97%的颈部复发,优于 CT 的 72%,PET 的 55%。

### 4.甲状腺未分化癌

未分化癌占甲状腺癌的 1.6%,对于这种罕见的甲状腺恶性肿瘤,目前尚没有系统的超声研究报道。超声上表现为边界不清的不均匀团块,常累及整个腺叶或腺体,78%出现坏死区,33%的患者出现包膜外和血管侵犯,80%出现淋巴结或远处转移,累及的淋巴结 50%出现坏死。

### (三)治疗和预后

#### 1.甲状腺癌的治疗

对于分化型甲状腺癌,目前的治疗主要依据患者相关因子和肿瘤相关因子的危险分层,其中包括肿瘤大小、肿瘤组织学、淋巴结转移和远处转移以及患者的性别和年龄。

低危患者和低危肿瘤通常进行甲状腺叶切除术,随后终身使用甲状腺素替代治疗,以抑制甲状腺刺激素 TSH 的分泌。抑制 TSH 可以显著降低复发,降低远处转移。发生高危肿瘤的高危患者最好的治疗是甲状腺全切术加中央组淋巴结清扫。外科手术后使用[131]I 消融治疗,清除残余的甲状腺组织,发现和治疗转移灶,随后终身使用甲状腺素抑制甲状腺刺激素 TSH。对于低危患者出现的高危肿瘤,或是高危患者出现的低危肿瘤,目前在治疗上尚有争论。

甲状腺未分化癌尚没有有效的治疗方法。通常行着眼于减轻症状的姑息治疗,但也有建议对无颈部以外侵犯或肿瘤尚能切除者行手术切除,辅以放疗。18%～24%肿瘤局限于颈部可完整切除者,彻底的手术切除辅以放化疗 2 年生存率可达到 75%～80%。

2.甲状腺癌的预后

分化型甲状腺癌预后颇佳,髓样癌也有较好的预后,但未分化癌预后凶险,多在确诊后数月死亡。根据美国资料,经过年龄和性别校正后,甲状腺乳头状癌 10 年生存率为 98%,滤泡状癌为 92%,髓样癌 80%,未分化癌 13%。

### 三、甲状腺转移性肿瘤

甲状腺转移性肿瘤是指原发于甲状腺外的恶性肿瘤,通过血行、淋巴等途径转移至甲状腺继续生长形成的肿瘤。甲状腺转移性肿瘤较为罕见,其占甲状腺所有恶性肿瘤的 2%～3%。

#### (一)临床概况

在非选择性尸检研究中,甲状腺转移性肿瘤总的发病率为 1.25%,在广泛扩散恶性肿瘤人群尸检中,则其发病率可达 24%。和原发性甲状腺癌相似,转移性甲状腺肿瘤也是女性多见,女性男性之比为4.25：1,发病年龄 12～94 岁,平均 55～66 岁,半数 50～70 岁,10%＜40 岁。甲状腺转移性肿瘤 81%为癌,通常是广泛转移性病变的组成部分之一。肾脏、肺、乳腺、消化道和子宫是常见的原发肿瘤部位,但对于何种肿瘤最容易转移至甲状腺尚有争论。

病理上常表现为甲状腺实质性团块,转移病灶常为单发,或为多发,也可弥漫性。肿瘤甲状腺球蛋白免疫组化染色阴性。临床上转移性甲状腺肿瘤和原发性甲状腺癌相似,大多数患者无症状,在少数患者病情发展迅速,可出现局部肿瘤生长表现,如声嘶、喘鸣、吞咽或呼吸困难,颈部可触及肿块。在一些患者,甲状腺转移是原发肿瘤的始发表现。从发现原发肿瘤到甲状腺出现转移的间隔时间不同报道相差较大,平均潜伏期 9 个月至 8.9 年,但也有长达 26 年的。

在有明确肿瘤病史的患者,如出现甲状腺肿块应考虑到甲状腺转移性肿瘤的可能。超声是一种有效的初步检查工具,有助于病变的评估,显示邻近的淋巴结转移和血管累及,监测肿瘤的生长,并可引导进行活检。超声引导 FNA 是有效的诊断手段,但最后的诊断有赖于手术活检。

**(二)超声表现**

尽管甲状腺转移性肿瘤占甲状腺所有恶性肿瘤的2％～3％,然而根据我们检索,有关甲状腺转移性肿瘤超声表现的英文文献非常匮乏,且多为小样本或个例报道。综合文献报道,我们拟从甲状腺的改变,肿瘤的位置、数目、大小、边界清晰度、内部回声及血供特征,周围淋巴结和血管的改变等方面对甲状腺转移性肿瘤的超声表现进行总结和分析。

**1.甲状腺的超声改变**

超声上常出现单侧或双侧甲状腺肿大。由于在甲状腺肿、腺瘤或甲状腺炎等甲状腺病变时原发肿瘤较易转移至甲状腺,故超声常可显示转移瘤之外的甲状腺组织出现各种病理性回声改变,如桥本甲状腺炎时出现回声减低、分布不均匀,血供增加;在结节型甲状腺肿时出现相应的回声改变。也可能因出现转移导致的低回声区,导致甲状腺回声弥漫性不均匀。无上述改变时则甲状腺实质回声正常。

**2.甲状腺转移性肿瘤的超声表现**

(1)肿瘤位置:肿瘤可累及整个腺叶或主要累及下极。肿瘤易于出现在甲状腺下极的机制文献未予阐明。

(2)肿瘤数目:肿瘤多为单发,也可多发,这和甲状腺原发性肿瘤相似。

(3)肿瘤大小:根据Ahuja等1994年的一组资料,75％的肿瘤＞6 cm。相信随着超声在甲状腺应用的日益广泛,可以发现较小的转移瘤。

(4)肿瘤边界:Chung等报道8/10的肿瘤结节边界模糊,但其余文献基本认为肿瘤边界清晰。这可能是由于边界清晰与否的判定标准不一,判定时主观性较强所致。

(5)肿瘤回声:肿瘤皆表现为低回声或极低回声,分布均匀或不均匀。肿瘤边缘无声晕,囊性变和钙化少见。仅Chung等报道了2个结节出现囊性变,另有1例肺燕麦细胞癌转移、1例肾细胞癌转移出现钙化灶。

(6)肿瘤血供:肿瘤内部呈混乱血流信号,和甲状腺实质相比,肿瘤可表现为高血供,也可表现为低血供。

**3.周围淋巴结和血管改变**

甲状腺转移性肿瘤患者可在双侧颈部探及多发转移性淋巴结,这些淋巴结在超声上可出现转移性淋巴结的相应特征。罕见情况下,肿瘤可通过扩张的甲状腺静脉,蔓延至颈内静脉,在颈内静脉形成肿块,出现相应的超声表现。

通过以上超声特征分析,可以发现甲状腺转移性结节的超声表现无特异性。

和甲状腺原发性恶性肿瘤相比，转移性肿瘤有一个最显著的特点，即肿瘤内钙化少见，发生率仅 8.3%。转移瘤囊性变少见(8.3%)的特征则和原发性甲状腺恶性肿瘤相似。有明确非甲状腺原发恶性肿瘤患者，当出现单侧或双侧单发或多发可疑结节而无钙化时，应考虑转移性肿瘤可能。

### (三)治疗和预后

出现甲状腺转移往往提示病变进展，患者常随之死亡，大多数病例在诊断明确后 9 个月内死亡。尽管预后不良，但对一些患者行积极的手术和药物治疗可能行之有效。手术治疗可行单侧腺叶切除术或甲状腺全切术，手术可能减轻或缓和颈部复发可能造成的致残，延长患者生存期。

## 四、甲状腺淋巴瘤

甲状腺淋巴瘤有原发性和继发性之分，原发性甲状腺淋巴瘤是原发于甲状腺的淋巴瘤，较为罕见，占甲状腺恶性肿瘤的 1%~5%，在结外淋巴瘤中所占比例不到 2%。继发性甲状腺淋巴瘤是指播散性淋巴瘤累及甲状腺者，约 20% 的全身淋巴系统恶性肿瘤可发生甲状腺累及。

### (一)临床概述

原发性甲状腺淋巴瘤好发于女性，女：男为 3：1~4：1，大多发生于 60~70 岁，少数患者<40 岁，部分患者年龄可达 90 余岁。桥本甲状腺炎是已知的唯一危险因子，甲状腺淋巴瘤患者 90% 伴有桥本甲状腺炎，桥本甲状腺炎患者发生甲状腺淋巴瘤的危险是普通人群的 60 倍。目前提出两种假设来试图说明两者的联系：一种假说认为慢性甲状腺炎出现的浸润淋巴细胞提供了发展成淋巴瘤的细胞来源，另一种假说指出甲状腺炎的慢性刺激诱发了淋巴细胞的恶性转化。

大部分原发性甲状腺淋巴瘤为 B 细胞来源的非霍奇金淋巴瘤，霍奇金和 T 细胞甲状腺淋巴瘤罕见。根据一项大样本研究，甲状腺淋巴瘤最大径 0.5~19.5 cm，平均 6.9 cm，46.2% 累及双叶，31.7% 累及右叶，22.1% 累及左叶。切面上常可见出血和坏死。38% 为不伴有边缘区 B 细胞淋巴瘤的弥漫性大 B 细胞淋巴瘤，33% 为伴有边缘区 B 细胞淋巴瘤的弥漫性大 B 细胞淋巴瘤(混合型)，28% 为黏膜相关淋巴组织结外边缘区 B 细胞淋巴瘤(mucosaassociated lymphoid tissue，MALT)，滤泡性淋巴瘤则不到 1%。

临床上原发性甲状腺淋巴瘤表现为迅速增大的颈部肿块，30%~50% 的患者有压迫导致的症状，包括吞咽困难、喘鸣、声嘶和颈部压迫感。10% 的甲状腺

B细胞淋巴瘤患者出现典型的B细胞症状,包括发热、盗汗和体重减轻。大多数患者甲状腺功能正常,但10%出现甲状腺功能减退。

细针抽吸活检(fine needle biopsy,FNB)联合细胞形态学、免疫表型和分子技术有较高的诊断准确性,但需要细胞病理学的专业知识。虽然FNB技术不断取得进展,开放外科活检依然在甲状腺淋巴瘤发挥作用,特别是须根据不同组织学亚型确定治疗策略或诊断不明确时。影像学手段,如CT和超声可用于甲状腺淋巴瘤的初步评估和分期,CT在探测淋巴瘤胸内和喉部累及方面较有优势,而超声则可在甲状腺淋巴瘤的非手术治疗随访中发挥更大作用。

**(二)超声表现**

**1.灰阶超声**

根据甲状腺淋巴瘤的内部回声和边界状况可将肿瘤分为3型:结节型、弥漫型和混合型。

(1)结节型:甲状腺淋巴瘤47%~90%超声上表现为结节型,该类型中73%~86%为单结节。甲状腺肿大常局限于一侧叶,但肿瘤也可越过峡部累及对侧甲状腺。临床触诊和滤泡状腺瘤及腺瘤样结节相似。肿瘤和周围甲状腺组织常分界清晰,仅3%边界模糊。90%边缘不规则,可呈椰菜样或海岸线样。6%的结节可出现声晕。内部为低回声,分布均匀或不均匀,可间有高回声带。尽管为实质性,但部分肿瘤回声极低可呈假囊肿样。残余的甲状腺实质常因桥本甲状腺炎而呈现不均匀低回声,但其回声水平还是高于肿瘤。但在少数情况下,可出现肿瘤和甲状腺的回声和内部结构相似的情况,此时超声可能无法将肿瘤从桥本甲状腺炎的甲状腺实质识别出来。少数甲状腺淋巴瘤超声可发现钙化,发生率为6%~10%。肿瘤后方出现回声增强。结节型的超声阳性预测值为64.9%。

(2)弥漫型:10%~40%表现为弥漫型。超声常表现为双侧甲状腺肿大,内部回声极低,和结节型不同,该型肿瘤和甲状腺组织的分界无法识别。部分肿瘤内部呈细网状结构。弥漫型淋巴瘤和严重慢性甲状腺炎在超声上常较难鉴别,尽管可凭是否出现后方回声增强作为最重要的鉴别点,但弥漫型的超声阳性预测值仍只有33.7%。

(3)混合型:混合型超声表现的淋巴瘤较少,约占15%。混合型淋巴瘤表现为多个低回声病灶,不均匀分布在甲状腺内,这些病灶可能是结节型也可能是弥漫型淋巴瘤。尽管混合型淋巴瘤和腺瘤样甲状腺肿超声表现相似,但淋巴瘤后方出现回声增强可成为诊断的关键点。混合型的超声阳性预测值为63.2%。

甲状腺淋巴瘤上述3型有两个共同特点,即和残余甲状腺组织相比,肿瘤呈显著低回声;肿瘤后方出现回声增强。这是由淋巴瘤的病理学特点所决定的。淋巴瘤时淋巴细胞分布密集,呈均匀增殖,而反射和吸收超声波的纤维结构罕见,因而,肿瘤的回声信号较弱,易于透过超声而导致后方回声增强。

除了甲状腺本身的表现外,甲状腺淋巴瘤尚可累及颈部淋巴结,发生率12%～44%,受累淋巴结表现为极低回声。

### 2.彩色/能量多普勒超声

有关甲状腺淋巴瘤的血供特征文献尚鲜有报道。根据我们的观察,和周围甲状腺实质相比较,彩色/能量多普勒上甲状腺淋巴瘤既可表现为高血供,也可表现为中等血供或低血供。

尽管桥本甲状腺炎和淋巴瘤的病原学关系已经得到证实,但尚没有满意的影像学手段能有助于识别从桥本甲状腺炎到淋巴瘤的早期转变。当桥本甲状腺炎患者出现甲状腺迅速增大,超声上呈显著低回声时要警惕淋巴瘤。所有超声怀疑淋巴瘤的患者应仔细随访,即便 FNA 为阴性结果,这是由于 FNA 有较高的假阴性结果。因此,如果超声上有典型淋巴瘤表现或临床上出现甲状腺短期内增大等可疑淋巴瘤征象,但 FNA 为阴性结果时,应进行手术探查,手术获取的细胞数量要明显大于 FNA。

### (三)治疗和预后

手术治疗曾经在原发性甲状腺淋巴瘤的治疗中扮演重要角色,但现在仅起较次要作用。目前的治疗包括化疗和外线束照射。和单纯化疗或放疗患者相比,接受联合治疗的患者复发率显著降低。ⅠE 期的 5 年生存率为 80%,ⅡE 期为 50%,ⅢE 和ⅣE 期小于 36%。

和弥漫性大 B 细胞型或混合型相比,单纯 MALT 淋巴瘤表现出较明显的惰性过程,预后较好,这种亚型当局限于甲状腺时(ⅠE 期),对甲状腺全切或放疗反应良好,可获 90% 以上完全有效率,一些学者由此推荐手术治疗局限性MALT 淋巴瘤,手术可完全切除,致残率较低。但最常见的类型(达 70%)是弥漫性大 B 细胞淋巴瘤,该亚类临床侵袭性较强,约 60% 呈弥漫性。这类肿瘤的治疗包括化疗和放疗,5 年生存率小于 50%。

尽管手术的角色已经发生改变,但仍发挥重要作用,特别是在明确诊断时常须手术切开活检。在淋巴瘤惰性亚型,手术可起局部控制作用。在淋巴瘤引起梗阻症状时手术可缓和症状,但也有观点不推荐为解决气道梗阻而行外科姑息性手术。

# 第三节 炎症性疾病

## 一、急性化脓性甲状腺炎

急性化脓性甲状腺炎是由细菌或真菌感染引起的甲状腺急性化脓性炎症，在无抗生素时期，急性化脓性甲状腺炎的发病率在外科疾病中占0.1％，随着抗生素的使用，急性化脓性甲状腺炎变得较为罕见。

### (一)临床概述

1.病因、易感因素、感染途径及病理

(1)病因、易感因素、感染途径：甲状腺的急性细菌感染较为罕见，这是由于甲状腺有包膜包裹，且甲状腺细胞内容物的过氧化氢和碘含量很高，使之对感染具有抵抗力。但是当患者存在基础疾病如甲状舌管未闭、甲状腺结节、腮腺囊肿以及存在某些解剖学异常时更容易发生急性化脓性甲状腺炎。机体免疫功能不全是急性化脓性甲状腺炎的一个重要发病因素。

在20岁以下的年轻患者中，梨状隐窝窦道是导致急性化脓性甲状腺炎的主要原因，通常认为梨状隐窝窦道是第三或第四咽囊发育异常所致，表现为发自梨状隐窝的异常管道，其走行具特征性，发自梨状隐窝的顶(尖)部，向前下走行，穿过肌层，经过或是从甲状腺旁通过，进入甲状腺周围区域，这种先天性异常通常发生于小儿，90％位于左侧，因而梨状隐窝窦道引起的急性化脓性甲状腺炎多发生于左侧。

引起急性化脓性甲状腺炎的细菌多为革兰阳性菌，如葡萄球菌，肺炎链球菌；革兰阴性菌也可见到。急性化脓性甲状腺炎的感染途径包括：①由口腔、呼吸道等附近组织通过梨状隐窝窦道直接蔓延而来；②血源性播散；③淋巴道感染；④直接创伤途径。

(2)病理：甲状腺组织呈现急性炎症特征性改变。病变可为局限性或广泛性分布。初期大量多形核细胞和淋巴细胞浸润，伴组织坏死和脓肿形成。脓液可以渗入深部组织。后期可见到大量纤维组织增生。脓肿以外的正常甲状腺组织的结构和功能是正常的。

2.临床表现

急性化脓性甲状腺炎一般表现为甲状腺肿大和颈前部剧烈疼痛，触痛，畏寒，发热，心动过速，吞咽困难和吞咽时颈痛加重。

3.实验室检查或其他检查

化脓性甲状腺炎时,血清甲状腺素水平正常,极少情况下可出现暂时性的甲状腺毒血症。外周血的涂片提示:白细胞计数升高,以中性粒细胞及多形核白细胞为主;血培养可能为阳性;红细胞沉降率加快。

(二)超声表现

根据梨状隐窝窦道的走行不同,可造成甲状腺脓肿或颈部脓肿,而甲状腺脓肿和颈部脓肿又可以相互影响。因此,可以从3个方面对急性化脓性甲状腺炎的超声表现进行评估,即分别评估甲状腺的超声改变、颈部软组织的超声改变和梨状隐窝窦道的超声表现。不过需指出的是,3个方面的超声表现可以同时出现而不是相互孤立的。

1.甲状腺的超声改变

(1)发生部位及大小:急性化脓性甲状腺炎的发生部位通常与梨状隐窝窦道的走行有关,病变多发生在甲状腺中上部近颈前肌的包膜下区域。发病早期二维超声上的甲状腺仅表现为甲状腺单侧或双侧不对称性肿大,是由于甲状腺组织严重的充血水肿引起的。疾病后期随着甲状腺充血水肿的减轻以及大量纤维组织增生,甲状腺形态亦发生改变,即腺体体积回缩,可恢复至原来大小。

(2)边界和形态:由于急性甲状腺炎早期的甲状腺组织多有充血、水肿,故超声表现为病灶边缘不规则,边界不清晰。脓肿形成时,甲状腺内可见边缘不规则,边界模糊的混合型回声或无回声区,壁可增厚(图2-6)。当急性甲状腺炎症状较重并向周围软组织蔓延或由于急性颈部感染蔓延至甲状腺时,炎症可延伸至包膜或突破包膜蔓延至周围软组织,超声表现为与周围甲状腺组织分界不清,甚至分界消失。

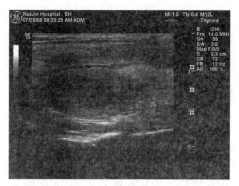

图 2-6　急性化脓性甲状腺炎脓肿形成期灰阶超声

显示脓肿位于甲状腺上极包膜下,壁厚,内部为弱回声

(3)内部回声:发病期间甲状腺内部回声不均匀,有局灶性或弥漫性低回声区,大小不一,低回声与炎症严重程度有关,随着病程的进展低回声区逐步增多(图 2-7)。严重时甲状腺内可呈大片低回声区,若有脓肿形成则可有局限性无回声区,其内透声多较差可见多少不一的点状回声,以及出现类似气体的强回声且伴彗尾征。病程后期由于炎症的减轻以及大量纤维组织的增生,超声可显示甲状腺内部回声增粗、分布不均,低回声区以及无回声区缩小甚至消失,恢复为正常甲状腺组织的中等回声,但仍可残留不规则低回声区。无论病变轻还是重,残余的甲状腺实质回声可保持正常。

彩色多普勒超声可显示甲状腺化脓性炎症的动态病理过程中血供状况的改变。在炎症早期,由于炎性充血可导致甲状腺炎症区域血供增加;脓肿形成后,脓肿内部血管受破坏,彩色多普勒超声可显示脓肿内部血供基本消失,而脓肿周围组织因炎症充血血供增加;恢复期,由于病变甲状腺修复过程中纤维组织的增生,病变区域依然血供稀少。

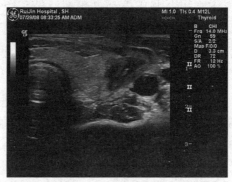

**图 2-7　急性化脓性甲状腺炎早期灰阶超声**

显示甲状腺上极包膜下低回声区,边缘不规则,边界模糊

### 2.颈部软组织的超声改变

梨状隐窝窦道感染累及颈部时,由于颈部软组织较为疏松,炎症将导致颈部肿胀明显。患侧颈部皮下脂肪层、肌层和甲状腺周围区域软组织明显增厚,回声减低,层次不清。受累区域皮下脂肪层除了增厚外,尚可见回声增强现象。脂肪层和肌层失去清晰分界。肌肉累及可发生于舌骨下肌群和胸锁乳突肌,表现为肌肉增厚,回声减低,肌纹理模糊(图 2-8)。

脓肿常紧邻甲状腺而形成,脓肿除压迫甲状腺外,还可压迫颈部其他解剖结构,如颈动脉、气管或食管发生移位。脓肿边缘不规则,与周围软组织分界模糊。脓肿液化后可出现液性无回声区,内伴絮片状坏死物高回声,探头挤压后可见流动感。

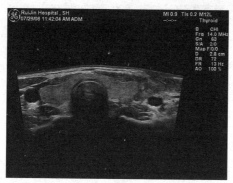

**图 2-8 颈部软组织肿胀灰阶超声**

显示左颈部舌骨下肌群和胸锁乳突肌肿胀,层次不清

恢复期,随着炎症消退,肿胀的颈部软组织、肌层可逐步恢复正常,但由于炎症破坏,各组织层次结构依然不清。

彩色多普勒超声可显示肿胀的颈部软组织和肌层血供增加,而脓肿内部血供基本消失,脓肿周围组织血供增加。恢复期,软组织和肌层的血供减少。

**3.梨状隐窝窦道的超声表现**

梨状隐窝窦道是急性化脓性甲状腺炎的重要发病因素,发现梨状隐窝窦道的存在对于明确病因和制订治疗方案具有非常重要的意义。CT 在探测窦道或窦道内的气体、在显示甲状腺受累方面优于 MRI 和超声,是评估窦道及其并发症的最佳手段。

梨状隐窝窦道的超声探测有相当的难度,可通过以下方法改善超声显示的效果:①嘱患者吹喇叭式鼓气(改良 Valsalva 呼吸):嘱患者紧闭嘴唇做呼气动作以扩张梨状隐窝;②在检查前嘱患者喝碳酸饮料,当患者仰卧位时,咽部气体进入窦道,从梨状隐窝顶(尖)部向前下走行,进入甲状腺,此时行超声检查可见气体勾画出窦道的存在。在进行上述检查前应进行抗生素治疗以消除炎症,否则由于炎症水肿导致的窦道关闭影响检查结果。

在取得患者配合后,超声就有可能直接观察到气体通过梨状隐窝进入颈部软组织或甲状腺病灶,这是由于其与梨状隐窝相交通所致;超声亦可显示窦道存在的间接征象,表现为原来没有气体的病灶内出现气体的强回声(图 2-9)。

**(三)治疗原则**

急性甲状腺炎的治疗包括脓液引流以及抗生素的联合应用,应根据致病菌的种类不同选择各自敏感的抗生素。急性甲状腺炎的易发因素为梨状隐窝窦道的存在,因此一些研究者建议行窦道完全切除术。

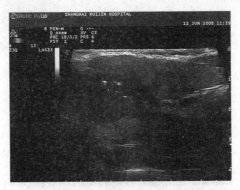

图 2-9    急性化脓性甲状腺炎灰阶超声

显示脓肿病灶内气体强回声,后伴"彗星尾"征

## 二、亚急性甲状腺炎

### (一)临床概述

亚急性甲状腺炎(subacute thyroiditis,SAT)是一种自限性甲状腺炎,因不同于病程较短的急性甲状腺炎,也不同于病程较长的桥本甲状腺炎,故称亚急性甲状腺炎。

1.流行病学、病因及病理

(1)流行病学:亚急性甲状腺炎是甲状腺疾病中较为少见的一种,发病率3%～5%,多见于20～60岁的女性,男女发病比例1：2～1：6。

(2)病因:到目前为止亚急性甲状腺炎的病因仍未知,其可能的发病原因主要归纳为以下几点。①病毒感染,感染的病毒种类大多为腮腺炎病毒、柯萨奇病毒、流行性感冒病毒、麻疹病毒以及腺病毒等。②季节因素,有报道认为夏季为多发季节,原因在于一些肠道病毒在夏季活动较频繁。③遗传与免疫,目前对亚急性甲状腺炎是否为自身免疫性疾病意见不一,一般认为不属于自身免疫性疾病。④基因调控失常,HLA-B35 阳性的人易患亚急性甲状腺炎。

(3)病理:在疾病早期阶段表现为滤泡上皮的变性和退化,以及胶质的流失。紧接着发生炎症反应,甚至形成小脓肿。继而甲状腺滤泡大量破坏,形成肉芽肿性炎,周边有纤维组织细胞增生。病变后期异物巨细胞围绕滤泡破裂残留的类胶质,形成肉芽肿。病变进一步发展,炎性细胞减少,纤维组织增生,滤泡破坏处可见纤维瘢痕形成。

2.临床表现

起病急,临床发病初期表现为咽痛,常有乏力,全身不适,不同程度的发热等上呼吸道感染的表现,可有声音嘶哑及吞咽困难。甲状腺肿块和局部疼痛是特征性的临床表现。本病大多仅持续数周或数月,可自行缓解,但可复发,少数患者可迁延1~2年,大多数均能完全恢复。

3.实验室检查

本病实验室检查结果可随疾病的阶段而异。早期,红细胞沉降率明显增快,甲状腺摄$^{131}$I率明显降低,白细胞上升,血清$T_3$、$T_4$、AST、ALT、CRP、TSH、γ球蛋白等指标均有不同程度的增高,随后出现TSH降低。

**(二)超声表现**

1.灰阶超声

病变区大小及部位:疾病早期炎症细胞的浸润可使甲状腺内出现低回声区或偏低回声区;疾病进展过程中,部分低回声区可互相融合成片状,范围进一步扩大;而在疾病的恢复期或后期,由于淋巴细胞、巨噬细胞、浆细胞浸润,纤维组织细胞增生,使得病变区减小甚至消失。亚急性甲状腺炎的病变区一般位于甲状腺中上部腹侧近包膜处(图2-10),故病情严重时常可累及颈前肌。

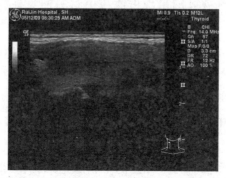

**图2-10　亚急性甲状腺炎灰阶超声显示病变位于甲状腺近包膜处**

病变区边缘及边界:病变区大部分边缘不规则,表现为地图样或泼墨样,在疾病早期,病灶边界模糊,但病灶和颈前肌尚无明显粘连,嘱患者进行吞咽动作可发现甲状腺与颈前肌之间存在相对运动。随着病变发展,低回声区的边界可变得较为清晰,但在恢复期炎症逐步消退后,病灶可逐步缩小,和周围组织回声趋于一致。

在疾病的发展过程中,由于炎症的进一步发展,炎性细胞可突破甲状腺的包膜侵犯颈前肌群,出现甲状腺与其接近的颈前肌二者之间间隙消失的现象,表现为不同于癌性粘连的弥漫性轻度粘连。嘱患者进行吞咽动作可发现颈前肌与甲状腺的相对运动消失。

病变区内部回声:疾病早期甲状腺实质内可出现单发或多发、散在的异常回声区,超声表现为回声明显低于正常甲状腺组织的区域,部分低回声区可相互融合形成低回声带。在疾病发展过程中甲状腺的低回声还可以出现不均质改变,即呈从外向内逐渐降低的表现(图 2-11)。部分病例的甲状腺甚至会出现疑似囊肿的低回声或无回声区。

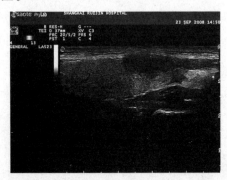

图 2-11　亚急性甲状腺炎灰阶超声显示甲状腺病灶从外向内回声逐渐降低

有研究者提出假性囊肿的出现可能与甲状腺的炎症、水肿以及由炎症引起的小脓肿有关。

随着病情的好转,纤维组织的增生使得甲状腺内部出现一定程度的纤维化增生,故超声可显示甲状腺内部回声增粗、分布不均,低回声区缩小甚至消失,恢复为正常甲状腺组织的中等回声。但也有部分亚急性甲状腺炎患者在疾病康复若干年后的超声复查中仍可探测到局灶性片状低回声区或无回声区,原因可能是亚急性甲状腺炎的后遗症,表明亚急性甲状腺炎康复患者的超声检查并非都表现为甲状腺的正常图像。另外坏死的甲状腺组织钙化可表现为局灶性强回声和后方衰减现象。

病变区外的甲状腺:对亚急性甲状腺炎患者的甲状腺大小,普遍认为呈对称性或非对称性肿大。有文献报道甲状腺的体积甚至可达原体积的两倍大小。这种肿大是早期由于大量滤泡的破坏水肿、胶质释放引起甲状腺体积增大。疾病后期腺体体积明显回缩,可恢复至原来大小。病变外的甲状腺由于未受到炎症侵袭,故仍可表现为正常的甲状腺回声。

2.多普勒超声

疾病的急性期由于滤泡破坏,大量甲状腺素释放入血,出现 $T_3$、$T_4$ 的增高,引起甲亢,彩色/能量多普勒显像时可探及病灶周边丰富血流信号,而病灶区域内常呈低血供或无血供,原因在于病灶区域的滤泡破坏了而正常甲状腺组织的滤泡未发生多大改变。在恢复期甲减时,因 $T_3$、$T_4$ 降低,TSH 持续增高而刺激甲状腺组织增生,引起甲状腺腺内血流增加。

### (三)治疗原则

亚急性甲状腺炎的治疗方法尚未达成一致,轻症病例不须特殊处理,可适当休息,并给予非甾体抗炎药(阿司匹林、吲哚美辛等),对全身症状较重,持续高热,甲状腺肿大,压痛明显等病情严重者,可给予糖皮质激素治疗,首选泼尼松。

## 三、桥本甲状腺炎

### (一)临床概述

桥本甲状腺炎是自身抗体针对特异靶器官产生损害而导致的疾病,病理上呈甲状腺弥漫性淋巴细胞浸润,滤泡上皮细胞嗜酸性变,因这类疾病血中自身抗体明显升高,所以归属于自身免疫性甲状腺炎。

1.流行病学、病因及病理

(1)流行病学:桥本甲状腺炎好发于青中年女性,据文献报道男女比例 1:8~1:20。常见于30~50岁年龄段。

(2)病因:桥本甲状腺炎通常是遗传因素与环境因素共同作用的结果,因此常在同一家族的几代人中发生。发病机制为以自身甲状腺组织为抗原的自身免疫性疾病。

(3)病理:桥本甲状腺炎的病理改变以广泛淋巴细胞或浆细胞浸润,形成淋巴滤泡为主要特征,后期伴有部分甲状腺上皮细胞增生及不同程度的结缔组织浸润与纤维化,导致甲减。由于桥本甲状腺炎是一个长期的缓慢发展的过程,因此随着病程不同,其淋巴细胞浸润程度、结缔组织浸润程度,纤维化程度都会有所变化。

2.临床表现

桥本甲状腺炎患者起病隐匿,初期大多没有自觉症状,早期病例的甲状腺功能尚能维持在正常范围内。当伴有甲状腺肿大时可有颈部不适感,极少数病例因腺体肿大明显而出现压迫症状,如呼吸或吞咽困难等。部分患者因抗体刺激导致的激素过量释放,可出现甲亢症状,但程度一般较轻。

3.实验室检查或其他检查

桥本甲状腺炎患者血清甲状腺微粒体(过氧化物酶)抗体(TPOAb)和血清甲状腺球蛋白抗体(TGAb)常明显增加,对本病有诊断意义。在病程早期,血清 $T_3$、$T_4$ 常在正常范围内。但血清 TSH 可升高。病程后期甲状腺摄碘率可降低,注射 TSH 后也不能使之升高,说明甲状腺储备功能已明显下降。血清 $T_4$ 降低,血清 $T_3$ 尚保持在正常范围内,但最后降低,伴随临床甲减症状。

为了明确诊断,如能进行细针抽吸活检,在涂片镜下见到大量淋巴细胞时,是诊断本病的有力依据。

### (二)超声表现

桥本甲状腺炎的超声表现较为复杂,均因淋巴细胞浸润范围、分布不同和纤维组织增生的程度不同而致声像图表现有所不同。桥本甲状腺炎合并其他疾病也很常见,经常需要与合并疾病相鉴别。

### 1.灰阶超声

(1)形态和大小:典型的桥本甲状腺炎常累及整个甲状腺,腺体增大明显,呈弥漫性非均匀性肿大,多为前后径增大,有时呈分叶状。病变侵及范围广泛,可伴有峡部明显增厚(图 2-12)。病程后期可出现萎缩性改变,即表现为甲状腺缩小,边界清楚,由于逐步的纤维化进程而出现回声不均。

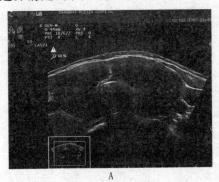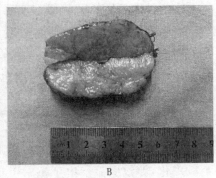

图 2-12　桥本甲状腺炎

A.灰阶超声显示甲状腺呈弥漫性非均匀增大,峡部增厚,内部回声减低,不均,

但未见明显结节;B.手术标本切面示甲状腺质地较均匀,未见明显结节

(2)内部回声:桥本甲状腺炎的腺体内部异常回声改变以低回声为主,其病理基础是腺体内弥漫性炎性细胞(淋巴细胞为主)浸润,甲状腺滤泡破坏萎缩,淋巴滤泡大量增生,甚至形成生发中心。另一特征性超声改变是腺体内出现广泛分布条状高回声分隔,使腺体内呈不规则网格样改变。

根据学者的经验并结合文献,目前倾向于把桥本甲状腺炎分为 3 种类型,即弥漫型、局限型和结节形成型。主要分型依据包括甲状腺内低回声的范围、分布以及结节形成状况。但病程发展过程中各型图像互相转化,各型难以截然区分。

①弥漫型:弥漫型是桥本甲状腺炎最常见的类型,以腺体弥漫性肿大伴淋巴细胞

浸润的低回声图像为主。回声减低程度与 TSH 水平负相关,提示甲状腺滤泡萎缩及淋巴细胞浸润严重。病程中,甲状腺腺体弥漫性病变时,可出现广泛分布的纤维组织增生,超声显示实质内出现线状高回声。增生的纤维组织可相互分隔,超声上腺体内见不规则网格样改变,是桥本甲状腺炎的特征性表现。其病理基础是小叶间隔不同程度的纤维组织增生,伴有玻璃样变,甲状腺滤泡大量消失。②局限型:局限型病理上表现为甲状腺局部区域淋巴细胞浸润,也可能是相对于其他区域甲状腺某一部分的淋巴细胞浸润较为严重,超声上表现甲状腺局限性不均匀低回声区,形态不规则,呈"地图样"。如果两侧叶淋巴细胞浸润的程度不一,则可出现左右侧叶回声水平不一致的现象。局灶性浸润可能代表病情轻微,或是在疾病的早期阶段。③结节形成型:桥本甲状腺炎在发展过程中,由于甲状腺实质内纤维组织增生,将病变甲状腺分隔,形成结节。结节可呈单结节,但更多表现为多结节,明显者表现为双侧甲状腺可布满多个大小不等的结节样回声区,以低回声多见,结节可伴钙化或囊性变。结节形成型桥本甲状腺炎结节外甲状腺组织仍呈弥漫型或局限型改变,即甲状腺实质回声呈不均匀减低。

(3)边界。①腺体的边界:桥本甲状腺炎包括局灶性病变和累及整个腺体的弥漫性改变,但病变局限于腺体内,甲状腺边缘不规则,边界清晰。这一点与同是局灶性或弥漫性低回声表现的慢性侵袭性(纤维性)甲状腺炎有很大区别,后者往往突破包膜呈浸润性生长,与周围组织分界不清。②腺体内异常回声的边界:如上所述,典型的桥本甲状腺炎表现为腺体内广泛减低回声区,呈斑片状或小结节状居多。病理上这类病变并没有真正的包膜,而是以淋巴细胞为主的浸润性分布,因此不一定有清晰的边界。局灶性病变如果表现为边界欠清的低回声灶,仅仅凭形态学观察很难与恶性病变相鉴别。

然而,纤维组织增生是桥本甲状腺炎常见的病理变化,是甲状腺滤泡萎缩、结构破坏以后的修复反应而形成的。由于广泛的高回声纤维条索(或者说是纤维分隔)形成,使腺体实质呈现网状结构,同时构成了低回声"结节"的清晰边界。

**2.多普勒超声**

(1)彩色/能量多普勒:桥本甲状腺炎的腺体实质内血流信号表现各异,多呈轻度或中等程度增多,部分患者血供呈明显增多,但也可以是正常范围,如果甲状腺伴有明显纤维化,则血供甚至减少。病程早期可合并甲亢表现,甲状腺弥漫性对称性肿大,腺体内部血流信号明显增多。这和甲亢时出现的甲状腺火海没有明显区别,但是其血流速度较慢,无论是在治疗前还是在治疗后。流速增加的程度一般低于原发性甲亢。腺体血流丰富程度与甲状腺的治疗状况（如自身抗体水平）及功能状态（血清激素水平）无相关，与 TSH 及甲状腺大小有正相关。后期则呈现甲减表现，甲状腺萎缩后血流信号可减少甚至完全消失。

在局灶性病变时，结节的血供模式多变，可以是结节的边缘和中央皆见血流信号，也可以是以边缘血流信号为主。

（2）频谱多普勒（spectral Doppler）：血流多为平坦、持续的静脉血流和低阻抗的动脉血流频谱，伴甲亢时流速偏高，随着病程发展、腺体组织破坏而流速逐渐减慢，伴甲减时更低，但收缩期峰值流速（PSV）仍高于正常人。甲状腺动脉的流速明显低于甲亢为其特点，有学者报道甲状腺下动脉的峰值血流速度在甲亢患者常超过 150 cm/s，而桥本甲状腺炎通常不超过 65 cm/s。

也有研究观察到自身免疫性甲状腺炎的甲状腺上动脉 RI 显著增高，对本病的诊断有意义，并可能有助于判断甲减预后，但尚未有定论。

### （三）治疗原则

临床上，甲状腺较小又无明显压迫症状者一般不需要特别治疗。当甲状腺肿大明显并伴有压迫症状者，用左甲状腺素治疗可使甲状腺肿缩小。发生甲减时，应给予甲状腺素替代治疗。桥本甲亢可用抗甲状腺药物控制症状，一般不用[131]I 治疗及手术治疗。由于桥本甲状腺炎归属于自身免疫性疾病，因此也有尝试免疫制剂治疗的，但目前尚未有定论。

## 四、侵袭性甲状腺炎

### （一）临床概述

侵袭性甲状腺炎又称纤维性甲状腺炎，是一种少见的甲状腺慢性炎性疾病。它是甲状腺的炎性纤维组织增殖病变，病变组织替代了正常甲状腺组织，并且常穿透甲状腺包膜向周围组织侵犯。早在 1883 年由 Bernard Riedel 首先描述并于 1896 年详细报道了两例该病，因此得名 Riedel 甲状腺炎（Riedel′s thyroiditis，RT）。病变甲状腺触感坚硬如木，甚至硬如石头，故又称"木样甲状腺炎"。

1.流行病学、病因及病理

（1）流行病学、病因：Riedel 甲状腺炎是一种少见疾病。据国外文献报道，根据手术结果估算的发病率在 0.05%～0.4%。男女发病率比例 1∶3～1∶4，年龄以 30～50 岁好发。病程较长，数月至数年。预后取决于病变侵犯的范围、并发症状，或其他身体部位类似纤维病变的情况。Riedel 甲状腺炎本身罕见致死病例，但合并的其他部位的纤维性病变（纵隔，肺）或严重的压迫症状可能导致死亡。

Riedel甲状腺炎病因和发病机制仍不明确,可能和自身免疫机制异常,感染或肿瘤(特别是甲状腺本身的病变)等有关。

(2)病理:病灶切面灰白色,与周围组织广泛粘连,触之坚硬如木,甚至硬如石块。甲状腺滤泡萎缩或破坏,被广泛玻璃样变的纤维组织替代,同时浸润到包膜外甚至与邻近骨骼肌粘连。纤维化结节主要由淋巴细胞、胚芽中心、浆细胞、嗜酸性转化的滤泡上皮细胞构成。无巨细胞存在。有时可见成纤维细胞和小血管。Riedel甲状腺炎的纤维变性区域还有一种比较特征性的改变,即大小静脉血管常有炎性表现,随着病变发展逐渐呈浸润、栓塞甚至硬化表现,管腔逐渐消失。

2.临床表现

Riedel甲状腺炎可以没有自觉症状,多数患者因发生炎性甲状腺肿、颈前质硬肿块,或肿大明显造成压迫症状而就诊,如窒息感、呼吸困难(压迫气管)、吞咽困难(压迫食管)、声音嘶哑(侵犯喉返神经)等,甚至可由于小血管阻塞性炎症导致无菌性脓肿形成。

由于Riedel甲状腺炎常伴有全身性多灶纤维病变,因此同时具有伴发部位症状。临床可触及坚硬的甲状腺,如有结节则位置固定,边界不清,通常无压痛。

3.实验室检查或其他检查

实验室检查无特异。甲状腺功能可以是正常或减低,少数亢进。约67%的患者可出现自身抗体(TG-Ab和TPO-Ab),但自身抗体水平比桥本甲状腺炎低。细针穿刺活检(FNAB)对治疗前的明确诊断有一定意义,细胞学发现纤维组织片段中含有梭状细胞为其特征性改变,可为与另一些类型的甲状腺炎,包括桥本的纤维化病程、亚甲炎,肉芽肿性炎等的鉴别提供线索。最终的诊断还是要依靠手术病理。

**(二)超声表现**

1.灰阶超声

(1)形态和大小:由于Riedel甲状腺炎有类似恶性的侵袭性生长特性,病变腺体往往体积明显增大,不但前后径和左右径增大,更由于突破包膜的浸润性生长而呈各种形态。甲状腺肿大可对周围器官产生压迫,如气管、食管等,但压迫症状与肿大的程度不成比例。

(2)边界:病变腺体轮廓模糊,表面不光滑。如为局灶性病变,则界限不清。病变通常突破甲状腺包膜向周围组织侵袭性生长,最常侵犯周围肌肉组织,以及气管、食管等,并进一步产生相应的压迫症状(图2-13)。

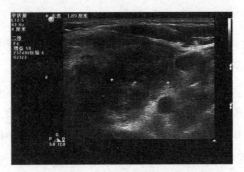

**图 2-13　Riedel 甲状腺炎超声表现**

Riedel 甲状腺炎甲状腺左叶下极病变,轮廓模糊,边界不清,病理证实为 Riedel 甲状
腺炎(局部纤维组织增生伴胶原化,滤泡萎缩、消失),并浸润至邻近横纹肌组织

(3)内部回声:Riedel 甲状腺炎病变区域回声明显减低,不均匀,间以网格状中等回声。但低回声不能作为 Riedel 甲状腺炎的特征性表现,因为其他甲状腺炎性疾病普遍呈减低回声表现,与淋巴细胞的出现有关。因此仅凭腺体内部回声水平也很难将它与其他甲状腺炎症相鉴别。

(4)其他:由于病变腺体的纤维化改变,常导致结节性病灶形成。结节性表现伴类似恶性的浸润表现,与恶性肿瘤难以鉴别。但 Riedel 甲状腺炎虽然病灶肿块体积巨大,却没有明确的淋巴结病变,而恶性肿瘤常伴有淋巴结累及,这一点有所区别(图 2-14)。

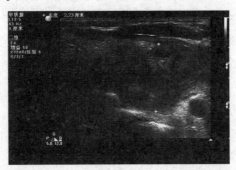

**图 2-14　Riedel 甲状腺炎结节性病灶超声表现**

Riedel 甲状腺炎病变腺体呈结节性甲状腺肿图像,回声减低,不均质

**2.多普勒超声**

彩色多普勒成像(color Doppler flow imaging,CDFI)显示病变部分实质内血流信号稀少,甚至完全没有血供。主要原因是大量纤维组织完全替代了正常腺体组织。

由于 Riedel 甲状腺炎血供稀少甚至没有血供,且病变范围广泛、呈侵袭性生长并浸润周围组织,正常解剖结构完全破坏。因此频谱(pulse wave,PW)多普勒超声鲜有报道,无明显特异表现。

### (三)治疗原则

Riedel甲状腺炎是一种自限性疾病,如能明确诊断,非手术治疗应为首选。临床常用药物为糖皮质激素和他莫昔芬。他莫昔芬能够抑制Riedel甲状腺炎特征性的成纤维细胞的增殖,缓解患者的主观症状和客观体征。糖皮质激素主要用于术前有明显呼吸道压迫的病例,以及手术后减少组织水肿和纤维增生,但不宜长期使用。

当出现明显压迫症状时则需要手术干预。

## 五、甲状腺结核

### (一)临床概述

甲状腺结核又称结核性甲状腺炎,是一种罕见的非特异性甲状腺疾病,多因体内其他部位的结核分枝杆菌经血行播散至甲状腺所致,为全身性结核的一部分。多数伴有肺结核,单独出现甲状腺结核更为少见。

1.流行病学、病因及病理

(1)流行病学、病因:甲状腺结核非常罕见,分原发与继发两种,发病率仅0.1%～1%。尸检得到的疾病发生率相对更高,2%～7%。女性多见,男女比例约1∶3。在诊断上受临床诊断的困难性限制。

甲状腺结核多数是全身性结核的一部分,但结核侵犯甲状腺很少见,即使是患有肺结核的患者,也不如侵犯其他器官多见。结核感染甲状腺的途径一般有两种:之一为血行感染,原发灶多为粟粒性结核;另一为淋巴途径感染。或者直接由喉或颈部结核性淋巴结炎直接累及。

(2)病理:结核侵犯甲状腺可有如下表现。①粟粒型播散:作为全身播散的一部分,甲状腺不大,病灶大小、密度不一,局部症状不明显;②局灶性干酪样坏死:病程较长,表现为局部肿大,多为孤立性,与甲状腺癌表现相似。可以仅表现为结节性改变或结节伴囊性成分,也可发展为冷脓肿,偶见急性脓肿形成。甲状腺组织纤维化形成脓肿壁,且与周围组织多有粘连。③纤维增生型:甲状腺肿大明显,表面不光滑,呈结节状,质地较硬,由结核肉芽肿组成,周围纤维组织增生。

2.临床表现

通常多无结核病的临床症状,术前诊断困难,多以甲状腺包块就诊,容易被误诊为甲状腺癌、结节性甲状腺肿、桥本甲状腺炎、甲状腺腺瘤等而行手术治疗。

3.实验室检查或其他检查

诊断甲状腺结核的辅助检查（如核素扫描、吸碘率、B超检查）缺乏特异性表现，甲状腺功能一般无异常。具有重要诊断价值的是穿刺细胞学检查。细针穿刺细胞学检查如能找到朗格汉斯巨细胞、干酪样物质及间质细胞可确诊，脓液抗酸染色如能找到抗酸杆菌亦可确诊。此外，有时可出现红细胞沉降率加快等结核中毒症状。

**（二）超声表现**

1.二维灰阶图

（1）形态和大小：甲状腺结核因病理分型的不同或病程发展的时期而表现略有差异。可表现为甲状腺单个结节（伴有或不伴甲状腺肿大）或弥漫性结节性肿大。结节性病灶早期与腺瘤图像很相似，多为局灶性包块样改变，体积大小不等，平均可达 3～4 cm。随着病变发展，如引起周围组织水肿粘连，则病变区域扩大，形态不规则。粟粒型病变时，可能没有任何特异性表现，甲状腺不肿大，局部变化也不明显，只有依靠病理方可明确诊断。

（2）边界：以甲状腺结节为表现的病变类型中，早期与腺瘤图像相似，边界较清晰。随着病变发展，表面结节形成，质地变硬，边界可变得模糊，如炎性改变引起周围组织水肿粘连，则表现为边界不清的弥漫性团块。急性期冷脓肿形成时，由于病灶边缘纤维组织增生而形成较厚的脓肿壁，为其特征性的表现。

而在粟粒型病变中，甲状腺不大，局部也没有明显表现，病变区域难以界定边界，很难得出确切的诊断。

（3）内部回声：主要表现为不均质团块，内部回声不均匀，有时有后方增强效应。超声能分辨囊性或实质性，但不能确定肿块的性质。

当病程发展为冷脓肿时，可表现为类似急性化脓性炎症的表现，呈现有厚壁的类圆形囊实性不均质回声区，周边厚壁回声增强，内部回声较囊肿略高，其内有时可见散在的絮状、点状回声，容易与急性化脓性甲状腺炎相混淆（图 2-15）。但与急性甲状腺炎不同的是，结核性冷脓肿内可出现钙化灶，较有特异性，两者的病史也有明显差异，结合临床有助于鉴别。

粟粒型结核病变中，甲状腺内部回声缺乏特异性表现。由于结核病变容易出现钙化灶，推测部分患者在结核病变控制或轻微炎症自愈以后可能会在甲状腺实质中残留散在钙化灶。但非发作性疾病很少在病理检查中留下证据，因此仅仅是猜测而已。

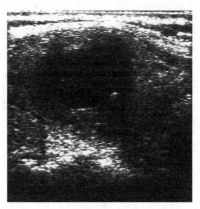

**图 2-15 甲状腺结核冷脓肿灰阶超声**

可见周边厚壁回声及内部钙化灶强回声

### 2.多普勒超声

甲状腺结核是一种少见病,文献以病例报道多见。据观测病变区域血供多不丰富。考虑到结核病变以干酪样坏死多见,可伴纤维组织增生、坏死液化的脓肿、瘢痕愈合的肉芽肿,缺乏血管结构和正常甲状腺实质。血供减少这一现象与病理基础相符合。

### (三)治疗原则

如能确诊,甲状腺结核的治疗原则是全身抗结核治疗,同时以外科切除受累的部分甲状腺组织,必要时进行病变部位引流。

### 1.药物治疗

对诊断明确的甲状腺结核,应进行正规的抗结核治疗,并加强全身营养支持治疗,严格随访。

### 2.外科治疗

甲状腺组织血供丰富,抗结核药物容易到达。药物对肺外结核治疗的有效性也使手术指征明显减少。极少数弥漫性肿大造成局部压迫症状者可进行峡部切除以缓解症状。如果甲状腺冷脓肿形成,也可考虑局部抽脓并注入药物,有一定治疗效果。

# 第三章 肝脏疾病超声诊断

## 第一节 肝血管瘤

### 一、病理与临床表现

肝血管瘤是肝脏最常见的良性肿瘤,占肝良性肿瘤的 41.6%～70%。肝血管瘤分海绵状血管瘤和毛细血管性血管瘤;前者多见,后者少见甚至罕见,可发生于肝脏任何部位,常位于肝脏被膜下或边缘区域。大小可在几毫米至几十厘米。肝血管瘤在组织学上是门静脉血管分支的畸形,表面可呈黄色或紫色,质地柔软,切面呈海绵状,组织相对较少,内含大量暗红色静脉血。肝血管瘤有时可出现退行性变,内部可出现新鲜或陈旧的血栓或瘢痕组织及钙化灶,并可完全钙化。镜下见肝血管瘤由衬以扁平内皮细胞的大小不等的血管腔构成,由数量不等的纤维组织分隔开来,血管腔中可有新鲜或机化血栓,少数血栓中可有成纤维细胞长入,这可能是导致形成"硬化性血管瘤"瘢痕的原因。临床表现:发病年龄一般为 30～70 岁,平均 45 岁,女性略多于男性,可单发或多发,儿童肝血管瘤与成人不同,常合并皮肤或其他内脏血管瘤,肝血管瘤自发性破裂的机会多于成人,约 50% 合并皮肤血管瘤。肝血管瘤较小时,一般无临床症状,中期出现症状常提示肿瘤增大,可有肝区不适感;当肝血管瘤较大时,可引起上腹胀痛,扪及腹部包块等。

### 二、超声影像学表现

#### (一)常规超声

1.形态

形态以圆形者为多。在实时状态下缺乏球体感,有时呈"塌陷"状,肿瘤较大时,呈椭圆形或不规则形,并可向肝表面突起,巨大者可突向腹腔甚至盆腔。

**2.直径**

超声可发现小至数毫米的肝血管瘤,大者可达 35 cm 以上。

**3.边界**

边界多清晰,典型者可在肿瘤周边见 2～4 mm 的高回声带,呈"花瓣"状围绕,光带与周围肝组织和肿瘤之间均无间断现象,有称它为"浮雕状改变",这一征象在肝血管瘤中具有较高特异性,其重要性不亚于肝癌中"晕圈"征的改变,但出现率仅 50%～60%。此外,有时可见肝血管瘤边缘有小管道进入,呈现"边缘裂开"征等改变。

**4.内部回声**

根据近年来的报道,肝血管瘤的回声类型主要有以下 4 种。

(1)高回声型:最多见,占肝血管瘤的 50%～60%,多出现于较小的肝血管瘤中(<5 cm),内部回声均匀,致密,呈筛孔状(图 3-1),如肝血管瘤位于膈肌处,可产生镜面反射,即在膈肌对侧的对称部位出现与肝血管瘤一致但回声略低的图像。

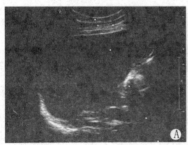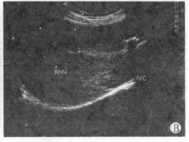

**图 3-1　高回声型肝血管瘤**

A.周边有高回声带,呈"浮雕"状;B.边界清晰,内呈"筛孔"状

(2)低回声型:较少见,占 10%～20%,近年有增多趋势,多见于中等大小(3～7 cm)的肝血管瘤中,其内部以低回声为主,主要由于肝血管瘤中血管腔较大,管壁较薄所致。个别在实时超声下可见较大管腔内有缓慢的血液流动,瘤体内以细网络状表现为主,其中的纤维隔回声亦较高回声型肝血管瘤为低。

(3)混合回声型:约占 20%,为前二者之混合。主要见于较大的肝血管瘤中,平均 7～15 cm,内呈现"粗网络"状或"蜂窝"状结构,分布不均,强弱不等,有时与肝癌较难鉴别。

(4)无回声型:极少见,占 1%～2%,瘤体内无网状结构等表现,但透声较肝囊肿略差,边界亦较囊肿欠清。除上述 4 种表现外,由于肝血管瘤在演变中可发生栓塞、血栓、纤维化等改变,故在瘤体内可出现不均质团块、高回声结节及无回声区等,可使诊断发生困难。

5.后方回声

肝血管瘤的后方回声多稍增高,呈扩散型,但比肝囊肿后方回声增高要低得多。

6.加压形变

在一些位于肋下或剑突下的较大肝血管瘤中,轻按压后可见瘤体外形发生改变,出现压瘪或凹陷等现象,放松后即恢复原状。

7.肝组织

肝血管瘤患者中,周围肝组织多正常,无或少有肝硬化和纤维化征象。

8.动态改变

正常情况下,肝血管瘤变化较慢,短期内不会很快增大。据报道部分肝血管瘤,可随时间而逐渐缩小甚至消失。另有报道,用超声连续观察半小时,血管瘤内部回声可短暂变化,或做蹲起运动可见肝血管瘤回声、大小等发生改变,有别于其他肿瘤。

### (二)彩色多普勒

尽管肝血管瘤内中血流丰富,但由于瘤体内血流速度较低,彩色多普勒常不易测及其血流信号,血流检出率仅占 10%～30%。彩色多普勒血流成像多呈Ⅱb型或Ⅰc型图像(图 3-2),偶可有Ⅲa型或Ⅲb型表现,脉冲多普勒可测及动脉血流,阻力指数多<0.55,搏动指数>0.85。彩色多普勒能量图可显示"绒球"状、"环绕"状改变,据报道彩色多普勒能量图中,肝血管瘤血流检出率高达87.9%,而对照组彩色多普勒显示率仅 51.7%,但彩色多普勒能量图的特异表现还需进行深入研究。

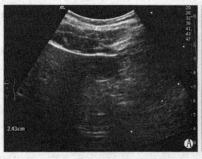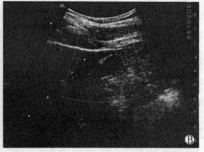

图 3-2　肝血管瘤

A.左肝下缘低回声结节,肝表面平滑;B.CDFI 显示周边血流信号,呈Ⅱb 型

### 三、鉴别诊断

#### (一)肝癌

高回声型血管瘤的诊断较容易,但有时与高回声型均质型肝癌较难鉴别。此型肝癌相对少见,内部回声比肝血管瘤更高更密,周边有浅淡暗环,可资鉴别。而低回声型肝血管瘤误为肝癌的比例较高,有报道误诊率可达30%。肝癌内部多为不均质回声,呈结节镶嵌状,如有"晕圈"容易鉴别。另外,彩色多普勒亦有助诊断。肝血管瘤可与肝癌同时并存,除了掌握肝血管瘤与肝癌的特征外,在肝内出现不同回声类型的占位时,要考虑到两种疾病并存的可能。同时,肝硬化声像图背景对间接支持肝癌的诊断有一定帮助。

#### (二)肝囊肿

无回声型肝血管瘤,多误为肝囊肿,但肝囊肿壁回声更纤细、更高,内部回声更为清晰;无回声型肝血管瘤的囊壁回声较低且较厚而模糊,内部回声信号亦多于肝囊肿。

#### (三)肝肉瘤

肝肉瘤较少见,原发性者更少见,如平滑肌肉瘤、脂肪肉瘤、纤维肉瘤和淋巴肉瘤等。形态呈椭圆形,边界尚清,内部回声致密、增高,亦可高低不等或出现液化。彩色多普勒不易测及血流信号,有时与肝血管瘤甚难鉴别,超声引导下穿刺活检对诊断有帮助。

以往认为,小型高回声型肝血管瘤多为毛细血管型血管瘤,而较大的蜂窝状的肝血管瘤为海绵状血管瘤。目前认为,根据回声的改变来区别毛细血管型或海绵状型是没有根据的。有一组113个超声表现各异的肝血管瘤,手术病理证实均为肝海绵状血管瘤。因此,肝毛细血管型血管瘤少见甚至罕见。同时,原先认为肝血管瘤不能进行穿刺活检的概念已逐渐更新,对影像技术检查疑为肝血管瘤且位于肝深部的病灶仍可进行超声引导下的穿刺活检,甚少出现出血等并发症的报道。

## 第二节 肝弥漫性病变

肝脏弥漫性病变为一笼统的概念,是指多种病因所致的肝脏实质弥漫性损害。常见病因有病毒性肝炎、药物性肝炎、化学物质中毒、血吸虫病、肝脏淤血、淤胆、代谢性疾病、遗传性疾病和自身免疫性肝炎等。上述病因均可引起肝细胞变性、坏死,肝脏充血、水肿和炎症细胞浸润,单核吞噬细胞系统及纤维结缔组织增生等病理变化,导致肝功能损害和组织形态学变化。肝脏弥漫性病变的声像图表现,可在一定程度上反映其病理形态学变化,但是对于诊断而言,大多数肝脏弥漫性病变声像图表现缺乏特异性,鉴别诊断较为困难,需结合临床资料及相关检查结果进行综合分析。

### 一、病毒性肝炎

#### (一)病理与临床概要

病毒性肝炎是由不同类型肝炎病毒引起,以肝细胞的变性、坏死为主要病变的传染性疾病。按病原学分类,目前已确定的病毒性肝炎有甲型、乙型、丙型、丁型和戊型肝炎5种,通过实验诊断排除上述类型肝炎者称非甲至戊型肝炎。各型病毒性肝炎临床表现相似,主要表现为乏力、食欲减退、恶心、厌油、肝区不适、肝脾大和肝功能异常等,部分患者可有黄疸和发热。甲型和戊型多表现为急性感染,患者大多在6个月内恢复;乙型、丙型和丁型肝炎大多呈慢性感染,少数病例可发展为肝硬化或肝细胞癌,极少数呈重症经过。因临床表现相似,需依靠病原学诊断才能确定病因。

病毒性肝炎的临床分型:①急性肝炎;②慢性肝炎;③重型肝炎;④淤胆型肝炎;⑤肝炎后肝硬化。

病毒性肝炎的基本病理改变包括肝细胞变性、坏死,炎症细胞浸润,肝细胞再生,纤维组织增生等。其中,急性肝炎主要表现为弥漫性肝细胞变性、坏死,汇管区可见炎症细胞浸润,纤维组织增生不明显;慢性肝炎除炎症坏死外,还有不同程度的纤维化;重型肝炎可出现大块或亚大块坏死;肝硬化则出现典型的假小叶改变。

#### (二)超声表现

1.急性病毒性肝炎

(1)二维超声。①肝脏:肝脏不同程度增大,肝缘角变钝。肝实质回声均匀,呈密集细点状回声(图3-3A),肝门静脉管壁、胆管壁回声增强;②脾:脾大小正常或轻度增大;③胆囊:胆囊壁增厚、毛糙,或水肿呈"双边征",胆汁透声性差,胆囊腔内可见细弱回声,部分病例胆囊腔缩小,或胆囊暗区消失呈类实性改变(图3-3A);④其他:肝门部或胆囊颈周围可见轻度肿大淋巴结(图3-3B)。

(2)彩色多普勒超声:有研究报道,肝动脉收缩期、舒张期血流速度可较正常高。

**2.慢性病毒性肝炎**

(1)二维超声。①肝脏:随肝脏炎症及纤维化程度不同,可有不同表现。轻者声像图表现类似正常肝脏;重者声像图表现与肝硬化接近。肝脏大小多无明显变化。肝脏炎症及纤维化较明显时,肝实质回声增粗、增强,呈短条状或小结节状,分布不均匀,肝表面不光滑(图 3-4A)。肝静脉及肝门静脉肝内分支变细及管壁不平整。②脾脏:脾可正常或增大(图 3-4B),增大程度常不及肝硬化,脾静脉直径可随脾增大而增宽。③胆囊:胆囊壁可增厚、毛糙,回声增强。容易合并胆囊结石、息肉样病变等。

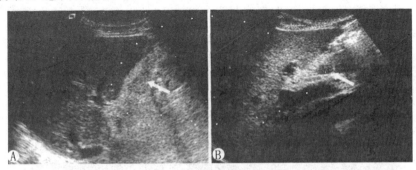

**图 3-3　急性病毒性肝炎**

二维超声显示肝实质回声均匀,呈密集细点状回声,胆囊缩小,胆囊壁增厚,胆囊腔暗区消失呈类实性改变(A,↑);肝门部淋巴结轻度肿大(B,↓)

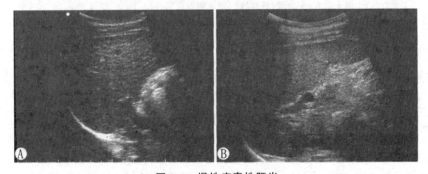

**图 3-4　慢性病毒性肝炎**

二维超声显示肝表面不光滑,肝实质回声增粗呈短条状,分布不均匀,肝内血管显示欠佳(A);脾增大,下缘角变钝,脾实质回声均匀(B)。肝穿刺活检病理:慢性乙型肝炎 G3/S3(炎症 3 级/纤维化 3 期)

(2)彩色多普勒超声。随着肝脏损害程度加重,特别是肝纤维化程度加重,肝门静脉主干直径逐渐增宽,血流速度随之减慢;肝静脉变细,频谱波形趋于平坦;脾动脉、静脉血流量明显增加。

3.重型病毒性肝炎

(1)二维超声:①肝脏:急性重型病毒性肝炎,肝细胞坏死明显时,肝脏体积可缩小,形态失常,表面欠光滑或不光滑(图 3-5A),实质回声紊乱,分布不均匀,肝静脉逐渐变细甚至消失;亚急性重型病毒性肝炎,如肝细胞增生多于坏死,则肝脏缩小不明显;慢性重型病毒性肝炎的声像表现类似慢性肝炎,如在肝硬化基础上发生重症肝炎,则声像图具有肝硬化的特点。②胆囊:胆囊可增大,胆囊壁水肿增厚,胆汁透声性差,可见类实性回声(图 3-5A)。③脾脏:可增大或不大。④腹水(图 3-5A)。

(2)彩色多普勒超声:重型病毒性肝炎患者较易出现肝门静脉高压表现,如附脐静脉重开(图 3-5B),肝门静脉血流速度明显减低或反向等。

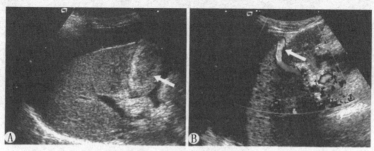

图 3-5　重型病毒性肝炎

二维超声显示肝脏形态失常,右肝缩小,肝表面欠光滑,肝实质回声增粗,分布均匀,胆囊壁增厚,不光滑,胆囊腔内充满类实性回声(A↑),后方无声影,肝前间隙见液性暗区(A);CDFI 显示附脐静脉重开,可见出肝血流显示(B↑)

4.其他

淤胆型肝炎声像图表现无特异性。肝炎后肝硬化超声表现见肝硬化。

(三)诊断与鉴别诊断

病毒性肝炎主要需与下列疾病鉴别。

1.淤血肝

继发于右心功能不全,声像图显示肝大,肝静脉及下腔静脉扩张,搏动消失,血流速度变慢或有收缩期反流,肝门静脉一般不扩张。急、慢性肝炎肝脏可增大,肝静脉及下腔静脉无扩张表现,且慢性肝炎及肝炎后肝硬化者多数肝静脉变细。

2.脂肪肝

肝大,肝缘角变钝,肝实质回声弥漫性增强,但光点细密,并伴有不同程度的回声衰减,肝内管道结构显示模糊,肝门静脉不扩张。

**3.血吸虫性肝病**

患者有流行区疫水接触史,声像图显示肝实质回声增强、增粗,分布不均匀,以汇管区回声增强较明显,呈较具特征性的网格状或地图样改变。

**4.药物中毒性肝炎**

由于毒物影响肝细胞代谢和肝血流量,导致肝细胞变性、坏死。声像图显示肝脏增大,肝实质回声增粗、增强,分布欠均匀,与慢性病毒性肝炎类似,鉴别诊断需结合临床病史及相关实验室检查结果综合分析。

**5.酒精性肝炎**

声像图表现可与病毒性肝炎类似,诊断需结合临床病史特别是饮酒史。

## 二、肝硬化

### (一)病理与临床概要

肝硬化是一种常见的由不同原因引起的肝脏慢性、进行性和弥漫性病变。肝细胞变性、坏死,炎症细胞浸润,继而出现肝细胞结节状再生及纤维组织增生,致肝小叶结构和血液循环途径被破坏、改建,形成假小叶,使整个肝脏变形、变硬而形成肝硬化。

根据病因及临床表现的不同有多种临床分型。我国最常见为门脉性肝硬化,其次为坏死后性肝硬化以及胆汁性、淤血性肝硬化等。肝硬化按病理形态又可分为小结节型、大结节型和大小结节混合型。门脉性肝硬化主要病因有慢性肝炎、酒精中毒、营养缺乏和毒物中毒等,主要属小结节型肝硬化,结节最大直径一般不超过 1 cm。坏死后性肝硬化多由亚急性重型肝炎、坏死严重的慢性活动性肝炎和严重的药物中毒发展而来,属于大结节及大小结节混合型肝硬化,结节大小悬殊,直径为 0.5~1 cm,最大结节直径可达6 cm。坏死后性肝硬化病程短,发展快,肝功能障碍明显,癌变率高。

肝硬化的主要临床表现:代偿期多数患者无明显不适或有食欲减退、乏力、右上腹隐痛、腹泻等非特异性症状,肝脏不同程度增大,硬度增加,脾轻度增大或正常。失代偿期上述症状更明显,并出现腹水、脾增大、食管-胃底静脉曲张等较为特征性表现,晚期有进行性黄疸、食管静脉曲张破裂出血、肝性脑病等。

### (二)超声表现

**1.肝脏大小、形态**

肝硬化早期肝脏可正常或轻度增大。晚期肝形态失常,肝脏各叶比例失调,肝脏缩小,以右叶为著;左肝和尾状叶相对增大,严重者肝门右移。右叶下缘角或左叶外侧缘角变钝。肝脏活动时的顺应性及柔软性降低。

2.肝表面

肝表面不光滑,凹凸不平,呈细波浪、锯齿状(图 3-6)、大波浪状或凸峰状。用 5 MHz 或7.5 MHz高频探头检查,显示肝表面更清晰,甚至可见细小的结节。有腹水衬托时,肝表面改变亦更清晰。

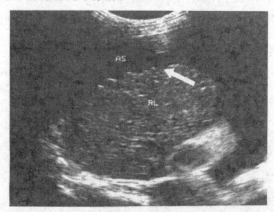

**图 3-6　肝硬化**

二维超声显示右肝(RL)缩小,形态失常,肝表面呈锯齿状(↑),肝实质回声增
粗,分布不均匀,肝内血管显示不清,肝静脉变细。肝前间隙见液性暗区(AS)

3.肝实质回声

肝实质回声弥漫性增粗、增强,分布不均匀,部分患者可见低回声或等回声结节(图 3-7)。

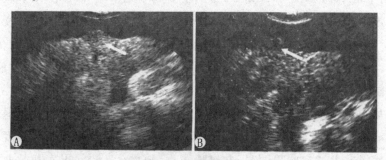

**图 3-7　肝硬化结节**

二维超声显示肝缩小,肝表面凹凸不平,右肝前叶肝包膜下一稍低回声结节,向肝外突出,
结节边界不清,内部回声均匀(A↑);CDFI 显示等回声结节内部无明显血流显示(B↑)

4.肝静脉

早期肝硬化肝内管道结构无明显变化。后期由于肝内纤维结缔组织增生、

肝细胞结节状再生和肝小叶重建挤压管壁较薄的肝静脉,致肝静脉形态失常,管径变细或粗细不均,走行迂曲,管壁不光滑,末梢显示不清。CDFI 显示心房收缩间歇期肝静脉回心血流消失,多普勒频谱可呈二相波或单相波,频谱低平,可能与肝静脉周围肝实质纤维化和脂肪变性使静脉的顺应性减低有关。

5.肝门静脉改变及门静脉高压征象

(1)肝门静脉系统内径增宽主干内径>1.3 cm,随呼吸内径变化幅度小或无变化,CDFI 显示肝门静脉呈双向血流或反向血流,肝门静脉主干血流反向是肝门静脉高压的特征性表现之一。肝门静脉血流速度减慢,血流频谱平坦,其频谱形态及血流速度随心动周期、呼吸、运动和体位的变化减弱或消失。

(2)侧支循环形成:也是肝门静脉高压的特征性表现之一。

附脐静脉开放:肝圆韧带内或其旁出现无回声的管状结构,自肝门静脉左支矢状部向前、向下延至脐,部分附脐静脉走行可迂曲(图 3-8A),CDFI 显示为出肝血流(图 3-8B),多普勒频谱表现为肝门静脉样连续带状血流。

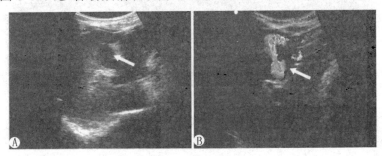

**图 3-8　附脐静脉重开**

二维超声显示附脐静脉迂曲扩张,自肝门静脉左支矢状部行至肝外

腹壁下(A↑);CDFI 显示为出肝血流(B↑)

胃冠状静脉(胃左静脉)扩张、迂曲,内径>0.5 cm。肝左叶和腹主动脉之间纵向或横向扫查显示为迂曲的管状暗区或不规则囊状结构,CDFI 显示其内有不同方向的血流信号充填(图 3-9),为肝门静脉样血流频谱。胃冠状静脉是肝门静脉主干的第 1 个分支,肝门静脉压力的变化最先引起胃冠状静脉压力变化,故胃冠状静脉扩张与肝门静脉高压严重程度密切相关。

脾肾侧支循环形成:脾脏与肾脏之间出现曲管状或蜂窝状液性暗区,可出现在脾静脉与肾静脉之间、脾静脉与肾包膜之间或脾包膜与肾包膜之间,呈肝门静脉样血流频谱。

脾胃侧支循环形成:脾静脉与胃短静脉之间的交通支,表现为脾上极内侧迂曲管状暗区或蜂窝状暗区(图 3-10A、B),内可探及门静脉样血流频谱。

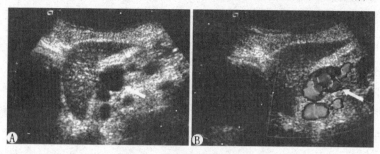

**图 3-9　胃冠状静脉扩张**

二维超声显示胃冠状静脉呈囊状扩张,边界清晰(A↑);CDFI 显
示暗区内红蓝相间不同方向的彩色血流信号(B↑)

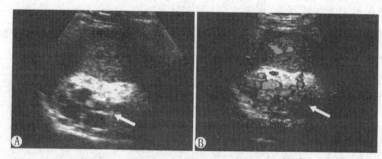

**图 3-10　胃底静脉扩张**

二维超声显示脾上极内侧相当于胃底部蜂窝状暗区(A↑);CDFI 显示暗区内充满血流信号(B↑)

(3)脾脏增大,长度>11 cm,厚度>4 cm(男性)、>3.5 cm(女性),脾实质回声正常或增高。如有副脾者亦随之增大。脾静脉迂曲、扩张,内径>0.8 cm(图 3-11)。

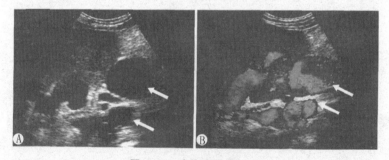

**图 3-11　脾静脉瘤样扩张**

二维超声显示脾门区血管迂曲扩张,部分呈囊状改变(A↑);
CDFI 显示扩张管腔内充满彩色血流信号(B↑)

(4)肠系膜上静脉扩张,内径>0.7 cm,部分可呈囊状扩张。

（5）腹水：多表现为透声性好的无回声区。少量腹水多见于肝周或盆腔；大量腹水则可在肝周、肝肾隐窝、两侧腹部、盆腔见大片液性暗区，肠管漂浮其中。如合并感染，液性暗区内可见细弱回声漂浮或纤细光带回声。

（6）肝门静脉血栓及肝门静脉海绵样变。

6.胆囊

胆囊壁增厚、毛糙，回声增强。肝门静脉高压时，胆囊静脉或淋巴回流受阻，胆囊壁可明显增厚呈"双边"征。

### （三）不同类型肝硬化特点及超声表现

1.胆汁性肝硬化

胆汁性肝硬化的发生与肝内胆汁淤积和肝外胆管长期梗阻有关。前者多由肝内细小胆管疾病引起胆汁淤积所致，其中与自身免疫有关者，称原发性胆汁性肝硬化，较少见。后者多继发于炎症、结石、肿瘤等病变引起肝外胆管阻塞，称为继发性胆汁性肝硬化，较多见。主要病理表现为肝大，呈深绿色，边缘钝，硬度增加，表面光滑或略有不平。主要临床表现为慢性梗阻性黄疸和肝脾大，皮肤瘙痒，血清总胆固醇及 ALP、GGT 显著增高。晚期可出现肝门静脉高压和肝衰竭。

二维超声：肝脏大小正常或轻度增大，原发性胆汁性肝硬化则进行性增大。肝表面可平滑或不平整，呈细颗粒状或水纹状。肝实质回声增多、增粗，分布不均匀。肝内胆管壁增厚、回声增强，或轻度扩张。如为肝外胆管阻塞可观察到胆管系统扩张及原发病变声像。

2.淤血性肝硬化

慢性充血性心力衰竭，尤其是右心衰竭使肝脏淤血增大。长期淤血、缺氧，使肝小叶中央区肝细胞萎缩变性甚至消失，继之纤维化并逐渐扩大，与汇管区结缔组织相连，引起肝小叶结构改建，形成肝硬化。淤血性肝硬化肝脏可缩小，肝表面光滑或呈细小颗粒状，断面呈红黄相间斑点，状如槟榔，红色为肝小叶中央淤血所致，黄色为肝小叶周边部的脂肪浸润。临床以右心衰竭及肝硬化的表现为主。

二维超声：早期肝脏增大，晚期缩小，肝表面光滑或稍不平整，肝实质回声增粗、增强，分布尚均匀。下腔静脉、肝静脉扩张，下腔静脉内径达 3 cm，肝静脉内径可达 1 cm 以上，下腔静脉管径随呼吸及心动周期变化减弱或消失（图 3-12A）。彩色多普勒超声显示收缩期流速减低，或成反向血流，舒张期血流速度增加（图 3-12B）。肝门静脉扩张，脾增大，腹水。

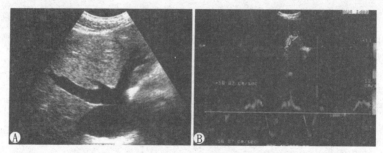

**图 3-12　淤血肝**

二维超声显示肝静脉、下腔静脉管径增宽(A);频谱多普勒显示肝静脉(B)及下腔静脉频谱呈三尖瓣反流波形,V波、D波波幅较高,S波降低

### (四)诊断与鉴别诊断

典型肝硬化,特别是失代偿期肝硬化,其声像图表现具有一定的特点,诊断并不困难,但不能从声像图上区分门脉性、坏死后性、原发性胆汁性肝硬化等肝硬化类型。早期肝硬化超声表现可与慢性肝炎类似,超声诊断较困难,需肝穿刺活检病理确定。继发性胆汁性肝硬化、淤血性肝硬化则需结合病史及原发病变表现以及肝脏声像改变、脾脏大小、有无肝门静脉高压等表现,综合判断分析。肝硬化需与下列疾病鉴别。

### 1.弥漫性肝癌

弥漫性肝癌多在肝硬化基础上发生,肿瘤弥漫分布,与肝硬化鉴别有一定难度,鉴别诊断要点,见表 3-1。

**表 3-1　弥漫性肝癌与肝硬化鉴别**

| 项目 | 弥漫性肝癌 | 肝硬化 |
| --- | --- | --- |
| 肝脏大小、形态 | 肝脏增大,形态失常,肝表面凹凸不平 | 肝脏缩小(以右叶明显),形态失常 |
| 肝内管道系统 | 显示不清 | 可显示,特别是较大分支显示清楚,但形态及走行失常,末梢显示不清 |
| 肝门静脉栓子 | 肝门静脉管径增宽、管壁模糊或局部中断,管腔内充满实性回声,其内可探及动脉血流信号,超声造影栓子在动脉期有增强(癌栓) | 无或有,后者表现肝门静脉较大分支内实性回声,其内部无血流信号,超声造影无增强(血栓)。肝门静脉管壁连续,与肝门静脉内栓子分界较清 |
| CDFI | 肝内血流信号增多、紊乱,可探及高速高阻或高速低阻动脉血流信号 | 肝内无增多、紊乱的异常血流信号 |
| 临床表现 | 常有消瘦、乏力、黄疸等恶病质表现。AFP可持续升高 | 无或较左侧所述表现轻 |

2.肝硬化结节与小肝癌的鉴别

部分肝硬化再生结节呈圆形、椭圆形，球体感强，需要与小肝癌鉴别。肝硬化再生结节声像表现与周围肝实质相似，周边无"声晕"；而小肝癌内部回声相对均匀，部分周边可见"声晕"。CDFI：前者内部血流信号不丰富或以静脉血流信号为主，若探及动脉血流信号则为中等阻力；后者内部以动脉血流信号为主，若探及高速高阻或高速低阻动脉血流信号更具诊断价值。超声造影时，肝硬化结节与肝实质呈等增强或稍低增强；而典型小肝癌动脉期表现为高增强，门脉期及延迟期表现为低增强。动态观察肝硬化结节生长缓慢，小肝癌生长速度相对较快。

3.慢性肝炎及其他弥漫性肝实质病变

早期肝硬化与慢性肝炎及其他弥漫性肝实质病变声像图表现可相似，鉴别诊断主要通过肝穿刺活检。

### 三、酒精性肝病

#### (一)病理与临床概要

酒精性肝病是由于长期大量饮酒导致的中毒性肝损害，主要包括酒精性脂肪肝、酒精性肝炎、酒精性肝硬化。酒精性肝病是西方国家肝硬化的主要病因（占80%～90%）。在我国酒精性肝病有增多趋势，成为肝硬化的第二大病因，仅次于病毒性肝炎。

酒精性脂肪肝、酒精性肝炎及酒精性肝硬化是酒精性肝病发展不同阶段的主要病理变化，病理特点如下。

1.酒精性脂肪肝

肝小叶内＞30%的肝细胞发生脂肪变，以大泡性脂肪变性为主，可伴或不伴有小坏死灶及肝窦周纤维化。戒酒2～4周后轻度脂肪变可消失。

2.酒精性肝炎

肝细胞气球样变、透明样变，炎症坏死灶内有中性粒细胞浸润。可伴有不同程度的脂肪变性及纤维化。

3.酒精性肝硬化

典型者为小结节性肝硬化，结节直径为1～3 mm；晚期再生结节增大，结节直径可达3～5 mm，甚至更大。结节内有时可见肝细胞脂肪变或铁颗粒沉积，可伴有或不伴有活动性炎症。

### (二)超声表现

**1.酒精性脂肪肝**

酒精性脂肪肝声像图表现类似脂肪肝,肝脏增大,肝实质回声较粗、较高、较密集,深部回声逐渐衰减,膈肌回声显示欠清,肝内管道结构模糊。由于声波衰减,CDFI显示肝门静脉、肝静脉血流充盈不饱满。脾无明显增大。

**2.酒精性肝炎**

肝脏增大,肝实质回声增粗、增强,分布均匀或欠均匀,回声衰减不明显,肝内管道结构及膈肌显示清楚。肝门静脉、肝静脉血流充盈饱满。

**3.酒精性肝硬化**

酒精性脂肪肝声像图表现与门脉性肝硬化相似。早期肝脏增大,晚期缩小。肝表面不光滑,肝实质回声增粗,分布不均匀,肝门静脉增宽,脾大。晚期可出现腹水、肝门静脉高压表现。

### (三)诊断与鉴别诊断

酒精性肝病超声表现无特异性,诊断需结合病史,特别是酗酒史。而准确诊断不同类型酒精性肝病,则需通过肝穿刺活检病理诊断。需要与下列疾病鉴别。

**1.脂肪肝**

声像图表现与酒精性脂肪肝相似,病因诊断需结合病史。

**2.病毒性肝炎**

不同病程阶段病毒性肝炎声像图表现不一,部分表现与酒精性肝炎相似,病因诊断需结合病史及相关实验室检查。

**3.淤血肝**

声像图显示肝大,肝静脉及下腔静脉扩张,搏动消失,收缩期血流速度变慢或有收缩期反流,肝门静脉不扩张;而酒精性肝炎则无肝静脉及下腔静脉扩张和相应血流改变。

## 四、脂肪肝

### (一)病理与临床概要

随着生活水平的不断提高,脂肪肝的发病率也正在逐渐上升。脂肪肝是一种获得性、可逆性代谢疾病,当肝内脂肪含量超过肝重量的5%时可称为脂肪肝。早期或轻度脂肪肝经治疗后可以逆转为正常。引起脂肪肝的主要原因有:

肥胖、过度的酒精摄入、高脂血症、糖尿病、长期营养不良、内源性或外源性的皮质类固醇增多症、怀孕、长期服用药物（肼类、磺胺类药物、部分化疗药物等）、化学品中毒（四氯化碳、磷、砷等）等。此外，重症肝炎、糖原沉积病、囊性纤维病、胃肠外营养等也可引起脂肪肝。肝内脂肪含量增高时，肝细胞会出现脂肪变性，以大泡性肝细胞脂肪变性为主，偶可见点、灶状坏死，并可伴轻度纤维组织增生。脂肪肝进一步发展会转变为肝纤维化，甚至肝硬化，导致肝功能明显下降。脂肪肝一般以弥漫浸润多见，也可表现为局部浸润，导致局限性脂肪肝。脂肪肝一般无特征性临床症状，可有疲乏、食欲缺乏、嗳气、右上腹胀痛等症状，可伴有肝脏增大体征，血脂增高或正常，肝功能可轻度异常。

**(二)超声表现**

脂肪肝的声像图表现与肝脏脂肪沉积的量及形式有关，可分为弥漫浸润型脂肪肝及非均匀性脂肪肝两大类。

**1.弥漫浸润型脂肪肝**

弥漫浸润型脂肪肝是脂肪肝常见的类型，其声像图特点如下。

(1)肝实质前段回声增强，光点密集、明亮，呈云雾状，故有"亮肝"之称；肝实质后段回声随着深度增加而逐渐减弱，即回声衰减，且与前段增强回声无明显分界。膈肌因回声衰减可显示不清。

(2)肝脏内部管道结构显示欠清，较难显示肝门静脉及肝静脉的较小分支。管道壁回声亦相对减弱。因回声衰减，CDFI显示肝内肝门静脉及肝静脉血流充盈不饱满或欠佳（图3-13A），适当降低频率有助于更清楚地显示肝门静脉血流（图3-13B）。

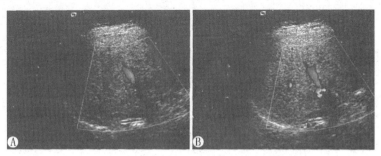

**图3-13　脂肪肝(一)**

因脂肪肝后方回声衰减，CDFI显示肝内门静脉及肝静脉血流充盈不饱满，适当降低频率有助于更清楚显示肝门静脉血流(A为3 MHz，B为1.75 MHz)

(3)肝肾对比征阳性（图3-14）。正常情况下肝脏回声略高于肾实质。脂肪肝时,肝脏回声与肾实质回声对比,增强更加明显。轻度脂肪肝肝脏内部回声改变不明显时,可通过此征象进行判断。

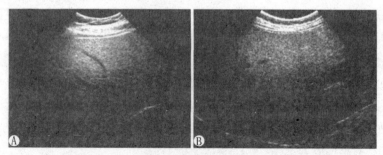

**图 3-14  脂肪肝(二)**

二维超声显示肝实质前段回声增强,光点密集、明亮,呈"亮肝"改变,后段回声衰减(A);肝脏回声与肾实质回声对比明显增强,即肝肾对比征阳性(B)

(4)脂肪肝明显时,可伴有肝脏弥漫性增大,肝形态饱满,边缘变钝。文献报道可根据肝实质回声、肝内管道及膈肌显示情况,将弥漫性脂肪肝分为轻度、中度和重度 3 型(表 3-2)。但超声判断中度及重度脂肪肝往往容易出现误差,而分辨中度及重度脂肪肝的临床意义不大,故可参考上述标准,只对轻度及中、重度脂肪肝进行区分。

**表 3-2  脂肪肝程度的超声分型**

| 分型 | 肝脏前段回声 | 肝脏后段回声 | 肝内管道及膈肌显示情况 |
| --- | --- | --- | --- |
| 轻度 | 稍增强 | 稍衰减 | 正常显示 |
| 中度 | 增强 | 衰减 | 显示欠佳,提高增益可显示 |
| 重度 | 明显增强 | 明显衰减 | 显示不清 |

**2.非均匀性脂肪肝**

非均匀性脂肪肝是由于肝脏内局限性脂肪浸润,或脂肪肝内出现局灶性脂肪沉积缺失区,该区域为正常肝组织。非均匀性脂肪肝可表现为局灶性高或低回声区,容易误认为肝脏肿瘤。

(1)二维超声可表现为以下类型。①弥漫非均匀浸润型(图 3-15):或称肝脏局灶性脂肪缺失,即肝脏绝大部分区域脂肪变,残存小片正常肝组织。声像图表现为背景肝呈脂肪肝声像,肝内出现局灶性低回声区,好发于肝脏左内叶及右前叶近胆囊区域或肝门静脉左、右支前方,也可见于尾状叶以及肝右叶包膜下区域。可单发或多发,其范围不大,形态多样,多呈类圆形或不规则长条形,一般边界清晰,无包膜回声,内部回声尚均匀。②叶段浸润型(图 3-16):脂肪浸润沿叶段分布。声像表现为部分叶段呈脂肪肝表现,回声密集、增强;而另一部分叶段呈相对低回声,两者间分界明显,有"阴阳肝"之称,分界线与相应间裂吻合,线条平直,边界清楚。③局限浸润型及多灶浸润型:肝内局限性脂肪浸润。前者单发或2~3个,后者弥漫分布,呈局灶性致密的高回声,形态圆形或不规则,部分后方回声衰减。背景肝实质相对正常,表现为相对较低的回声区。部分局限脂肪浸润声像随时间变化较快,可在短期内消失。

(2)彩色多普勒超声:病变区域内部及周边可见正常走行肝门静脉或肝静脉分支,无明显异常血流信号(图3-15B,图3-16B、C)。

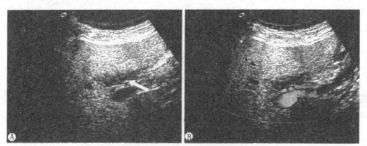

**图3-15　非均匀性脂肪肝(一)**

二维超声显示左肝内叶实质内肝门静脉左支前方局限性片状低回声区,边界尚清,内部回声尚均匀(A↑);CDFI显示低回声区内部无血流信号(B),为弥漫非均匀浸润型脂肪肝

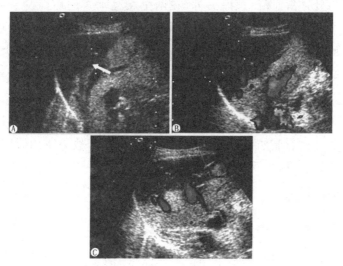

**图3-16　非均匀性脂肪肝(二)**

二维超声显示肝内部分叶段呈脂肪肝表现,回声密集、增强,而另一部分叶段呈相对低回声,两者间分界明显(A↑),呈"阴阳肝"改变;CDFI显示肝内血管走行正常,血流充盈饱满(B,C),为叶段浸润型脂肪肝

当肝脏出现以下脂肪肝典型表现：肝实质回声弥漫增强，肝肾回声对比增强，伴深部回声衰减；肝内血管壁回声减弱，显示欠清，则脂肪肝诊断较容易，其诊断敏感性可达85%以上，特异性达95%。

**(三)诊断与鉴别诊断**

(1)弥漫性脂肪肝应与表现为强回声的肝脏弥漫性病变鉴别，如慢性肝炎、肝硬化。肝硬化也可出现肝后段回声衰减，但回声多呈不均匀增粗，或呈结节状低回声，且出现肝门静脉高压表现，如肝门静脉扩张、侧支循环、脾脏增大、腹水等。

(2)体型肥胖者因腹壁皮下脂肪较厚，可出现回声衰减，需与脂肪肝鉴别，但其衰减对肝、肾均有影响，故肝肾对比不明显；而脂肪肝则肝肾对比征阳性。

(3)非均匀性脂肪肝与肝脏肿瘤的鉴别：①表现为局灶性低回声区时(弥漫非均匀浸润型)需与肝癌鉴别；②表现为局灶性高回声区时(局限浸润型)需与高回声型血管瘤及肝癌鉴别；③表现为弥漫分布高回声区时(多灶浸润型)需与肝转移瘤鉴别。

非均匀性脂肪肝无占位效应，无包膜，病变靠近肝包膜时无向肝表面局部膨出的表现；穿行于病变区域的肝门静脉或肝静脉走行正常，无移位或变形，内部及周边未见明显异常血流信号；另外，在两个相互垂直的切面测量病变范围时，径线差别较大，表明不均匀脂肪变呈不规则片状浸润。而血管瘤边缘清晰，多呈圆形或椭圆形，内部回声呈筛网状改变，周边可见线状高回声，较大者内部可见少许低阻动脉血流信号。肝癌及转移瘤均有明显占位效应，边界较清楚，部分可见声晕，周边及内部可见较丰富高阻动脉血流信号，周边血管移位、变形、中断，肝转移瘤可出现"靶环征"等特征性改变。鉴别时应注意肝脏整体回声改变，非均匀性脂肪肝往往有脂肪肝背景，另外需要结合临床检验AFP结果来分析，必要时行超声造影检查，有利于明确诊断。

**五、肝血吸虫病**

**(一)病理与临床概要**

血吸虫病是由血吸虫寄生于人体引起的寄生虫病。日本血吸虫病在我国主要流行于长江流域及其以南地区。主要病理改变是由于虫卵沉积在肝脏及结肠壁组织，引起肉芽肿和纤维化等病变。在肝脏，虫卵随肝门静脉血流达肝门静脉小分支，在汇管区形成急性虫卵结节，汇管区可见以嗜酸性粒细胞为主的细胞浸润。晚期肝门静脉分支管腔内血栓形成及肝门静脉周围大量纤维组织增生致管壁增厚,增生的纤维组织沿肝门静脉分支呈树枝状分布,形成特征性的血吸虫病性干线型肝纤维化。由于肝内肝门静脉分支阻塞及周围纤维化最终导致窦前性肝门静脉高压。此外,肝门静脉阻塞还可致肝营养不良和萎缩,肝脏体积缩小,但左叶常增大。严重者可形成粗大突起的结节(直径可达 2～5 cm),表面凸凹不平。肝细胞坏死与再生现象不显著。

临床表现因虫卵沉积部位、人体免疫应答水平、病期及感染度不同而有差异。一般可分为急性、慢性、晚期 3 种类型。急性期主要表现为发热、肝大与压痛、腹痛、腹泻、便血等,血嗜酸性粒细胞显著增多。慢性期无症状者常于粪便普查或因其他疾病就医时发现;有症状者以肝脾大或慢性腹泻为主要表现。晚期主要为肝门静脉高压的表现,如腹水、巨脾、食管静脉曲张等。

**(二)超声表现**

1.急性血吸虫病

(1)肝脏超声表现无明显特异性,主要表现为肝脏轻度增大,肝缘角圆钝。肝实质回声稍增高、增密,分布欠均匀。病情较重者可在汇管区旁见边界模糊的小片状低回声区。肝内管道结构清晰,走向正常,肝门静脉管壁可增厚,欠光滑。

(2)脾脏增大。

2.慢性期血吸虫病及血吸虫性肝硬化

(1)肝形态正常或失常。可见肝右叶萎缩,左叶增大,肝缘角圆钝。

(2)肝表面呈锯齿状或凸凹不平。

(3)肝实质回声根据肝门静脉主干及其分支周围纤维组织增生程度不同而异,二维超声表现为:①鳞片状回声,肝内弥漫分布纤细稍高回声带,将肝实质分割形成小鳞片状,境界不清楚,范围为 3～5 cm;②斑点状强回声,在肝实质内弥漫分布大小不一的斑点状强回声,可伴声影,多为虫卵钙化所致;③网格状回声(图 3-17),肝实质内见纤细或增粗的高回声带,形成大小不一的网格状回声,网格内部肝实质呈低至中等回声,范围 2～5 cm,网格境界较模糊,也可境界清楚,形成近似圆形的低回声,易误诊为肝肿瘤。网格回声的高低及宽窄,反映了肝纤维化程度。

(4)肝门静脉管壁增厚、毛糙,回声增强。肝静脉末梢变细、回声模糊或不易显示。

(5)脾脏增大,脾静脉增宽,内径超过 0.8 cm,脾实质回声均匀。

(6)腹水,病变晚期,腹腔内可探及大片液性暗区。

(7)彩色多普勒超声,肝门静脉高压时,肝门静脉、脾静脉及肠系膜上静脉不同程度扩张,血流速度减慢,侧支循环形成。

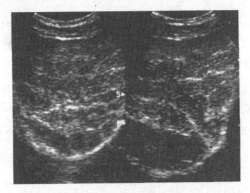

**图 3-17　肝血吸虫病**

二维超声显示肝脏大小、形态基本正常,肝表面欠光滑,肝实质回声增粗、分布

不均匀,肝内弥漫分布条索状高回声呈网格状,肝内血管显示不清

### (三)诊断与鉴别诊断

**1.肝炎后肝硬化**

肝炎后肝硬化多为病毒性肝炎等引起,肝脏弥漫性纤维组织增生,肝细胞再生结节形成,直径多在1 cm以内,肝内回声增粗、增强,分布不均匀,可见散在分布的小结节状低回声团,边界模糊,但无血吸虫病肝纤维化时出现的"网格状回声"或"鳞片状回声",脾大程度不及血吸虫性肝硬化;而血吸虫病由血吸虫卵的损伤引起,主要累及肝内肝门静脉分支,其周围纤维组织增生,肝实质损害轻、肝内出现粗大龟壳样纹理,呈"网格状",脾大明显。

**2.肝细胞癌**

血吸虫性肝硬化,肝内出现较粗大的网格状高回声,分割包绕肝实质,形成低或中等回声团,可类似肝癌声像,但其病变为弥漫分布,改变扫查切面时无球体感,是假性占位病变;而结节型肝癌病灶数目可单个或多个,肿块周围常有"声晕",球体感明显,可有肝门静脉癌栓、肝门部淋巴结肿大,结合肝炎病史及甲胎蛋白检查不难鉴别。

## 六、肝吸虫病

### (一)病理与临床概要

肝吸虫病又称华支睾吸虫病,是华支睾吸虫寄生在人体胆管系统内引起的一种疾病。此病多发生在亚洲,在我国主要流行于华南地区。因进食未煮熟的鱼虾而感染,盐腌鱼干不能杀死虫卵也可引起本病。

1.病理变化

由于虫体和虫卵的机械刺激和代谢排泄物毒性作用,造成胆管上皮细胞脱落,并发生腺瘤样增生,管壁增厚,管腔逐渐狭窄。虫体和虫卵阻塞引起胆汁淤积,胆管发生囊状或柱状扩张。肝细胞脂肪变性、萎缩、坏死。肝脏病变以左肝为著。胆管阻塞常继发细菌感染,导致胆管炎、胆囊炎、胆管源性肝脓肿。死虫碎片、虫卵、脱落胆管上皮细胞还可成为胆石的核心。长期机械刺激及毒性产物作用,可造成胆管上皮腺瘤样增生,有可能演变成胆管细胞癌。

2.临床表现

本病症状及病程变化差异较大。轻度感染者可无症状;中度感染者可出现食欲缺乏、消化不良、疲乏无力、肝大、肝区不适;重度感染者有腹泻、营养不良、贫血、水肿、消瘦等症,晚期可出现肝硬化、腹水,胆管细胞癌。粪便及十二指肠引流液中可发现虫卵,免疫学试验有助于本病诊断。

**(二)超声表现**

(1)肝脏轻度增大,以左肝为著,可能左肝管较平直,虫卵更易入侵所致。肝包膜尚光滑,重症者肝包膜可增厚并凸凹不平。

(2)肝实质回声增粗、增强,分布不均匀,可见模糊的小片状中等回声沿胆管分布(图 3-18)。

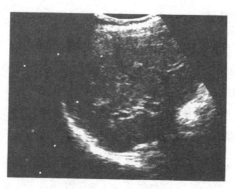

**图 3-18　肝吸虫病**

二维超声显示肝实质回声粗乱,肝内见多个小片状稍高回声,沿胆管走行分布,胆管壁增厚、回声增强,肝内血管显示欠清

(3)肝内胆管不同程度扩张,其腔内有强弱不一的点状回声,胆管壁增厚、回声增强,肝内小胆管扩张呈间断的等号状强回声。较多的虫体局限聚集于某一处呈较大光团回声。

(4)肝外胆管扩张、胆囊增大,扩张胆管腔及胆囊腔内可见点状及斑状弱回声,后方无声影,随体位改变可出现漂浮,胆囊壁增厚、不光滑。

(5)晚期可导致肝硬化,有脾大、腹水等表现。

### (三)诊断与鉴别诊断

#### 1.肝血吸虫病

两者声像图均表现为肝内回声增粗、增多及网格状回声改变,但血吸虫肝病一般不会有肝内小胆管间断的等号状扩张以及胆囊及扩张的胆总管内成虫的细管状高回声。结合流行病学、临床表现及实验室检查,一般不难鉴别。

#### 2.病毒性肝炎

病毒性肝炎与肝吸虫病临床表现相似,但前者消化道症状如食欲缺乏、厌油、恶心、腹胀等均较后者明显。急性肝炎可表现为肝脏增大、肝实质回声减低,肝内管道结构回声增强,胆囊壁水肿、增厚,胆囊腔缩小,但无肝吸虫病肝内胆管的等号状扩张及胆囊腔内成虫的细管状高回声。

#### 3.肝硬化

肝吸虫病晚期可引起肝硬化,其表现与胆汁淤积性肝硬化相同,主要依靠病史及实验室检查加以鉴别。

## 七、肝豆状核变性

### (一)病理与临床概要

肝豆状核变性又称 Wilson 病,是一种常染色体隐性遗传性疾病,铜代谢障碍引起过多的铜沉积在脑、肝脏、角膜、肾等部位,引起肝硬化、脑变性病变等。主要表现为进行性加剧的肢体震颤、肌强直、构音障碍、精神症状、肝硬化及角膜色素环等。多数在儿童、青少年或青年起病。本病起病隐匿,病程进展缓慢。以肝脏为首发表现者,可有急性或慢性肝炎、肝脾大、肝硬化、脾亢、腹水等表现,易误诊为其他肝病。铜过多沉积在肝脏,早期引起肝脏脂肪浸润,铜颗粒沉着呈不规则分布的岛状及溶酶体改变,继而发生肝实质坏死、软化及纤维组织增生,导致结节性肝硬化。

实验室检查的特征性改变为尿铜量增多和血清铜蓝蛋白降低,肝组织含铜量异常增高,血清铜氧化酶活性降低。

### (二)超声表现

(1)早期肝脏大小、形态正常,包膜光滑,随疾病进展肝脏缩小,包膜增厚、不光滑。

（2）早期肝实质回声增粗、增强，分布不均匀，可呈强弱不等短线状或密布弧线状、树枝状回声。

（3）晚期为结节性肝硬化表现，肝实质回声不均，呈结节状改变，肝内血管显示不清，肝静脉变细、走行失常（图 3-19），门静脉频谱形态异常，肝门静脉、脾静脉扩张，血流速度减慢，肝门静脉高压声像（如附脐静脉重开）、腹水等。

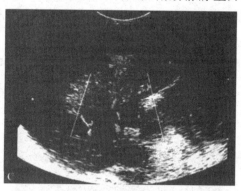

**图 3-19　肝豆状核变性**

二维超声显示右肝萎缩，肝表面凹凸不平，肝实质回声增粗，分布不均匀，可见散
在分布等回声小结节，部分向肝外突出，边界不清，肝内血管显示不清，肝前间隙
见大片液性暗区；CDFI 显示结节边缘可见短条状血流，内部无明显血流信号

### （三）诊断与鉴别诊断

本病主要与急慢性肝炎、肝炎后肝硬化鉴别，主要依靠病史及实验室检查。

## 八、肝糖原累积病

肝糖原累积病是一组罕见的隐性遗传性疾病。本病特点为糖中间代谢紊乱，由于肝脏、肌肉、脑等组织中某些糖原分解和合成酶的缺乏致糖原沉积在肝脏、肌肉、心肌、肾等组织内，引起肝脾大、血糖偏低、血脂过高等症状，多发生于幼儿和儿童期。病理：光镜下见肝细胞弥漫性疏松变性，汇管区炎症细胞浸润，少量库普弗细胞增生肥大；电镜下肝细胞胞质内见大量糖原堆积及大小不等的脂滴，线粒体有浓聚现象，内质网等细胞器数量减少且有边聚现象。临床上可触及增大的肝脏表面平滑，质地较硬而无压痛。

超声表现：肝脏明显增大，表面光滑，肝实质回声增密、增强，后方无明显衰减。由于声像图表现无特异性，诊断时需结合临床，确诊依靠肝穿刺活检。

## 九、肝淀粉样变性

淀粉样变性是一种由淀粉样物质在组织细胞中沉积引起的代谢性疾病，主要累及心、肝、肾及胃肠道等器官。该病常见于中老年人,症状、体征缺乏特异性,临床上较少见而易被误诊。确诊后也常因无特异治疗方法,患者最终死于继发感染或心、肾衰竭。

肝脏受累者表现为淀粉样蛋白物质在肝窦周围间隙、间质或肝小叶中央及汇管区大量沉积,肝细胞受压萎缩。肝质地坚韧而有弹性。切面呈半透明蜡样光泽。临床表现:肝脏明显增大,表面光滑,压痛不明显。肝功能除碱性磷酸酶明显升高外,其余受损较轻。

超声表现:肝脏明显增大,表面光滑,肝脏回声密实,分布均匀(图 3-20)或不均匀,脾脏亦可增大。本病声像图无特异性改变,唯一确诊方法为肝穿刺活检。

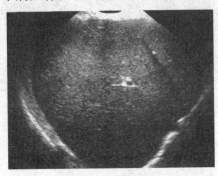

**图 3-20　肝淀粉样变**

二维超声显示肝明显增大,肝实质回声密集,分布均匀,后段回声无明显衰减

# 第三节　肝囊性病变

## 一、肝囊肿

### (一)病理与临床表现

非寄生虫性肝囊肿发病率为 $1.4\%\sim5.3\%$,女性发病多于男性,分为先天性和后天性两类。一般所指的肝囊肿为先天性肝囊肿,又称真性囊肿。其发病原因多数学者认为在胚胎发育期,肝内局部胆管或淋巴管因炎症上皮增生阻塞导致管腔分泌物潴留,逐步形成囊肿;或因肝内迷走胆管与淋巴管在胚胎期的发育障碍所致。

肝囊肿的病理类型分为:血肿和退行性囊肿、皮样囊肿、淋巴囊肿、内皮细胞囊肿、潴留性囊肿和囊性肿瘤。囊肿呈卵圆形、壁光滑,囊腔为单房或多房性。体积大小相差悬殊,小者囊液仅数毫升,大者含液量可达 1000 mL 以上。囊液清亮,呈中性或碱性,有的可含有胆汁。囊肿周围的肝实质常见压迫性萎缩。其并发症包括感染、坏死、钙化和出血。

　　临床表现:囊肿较小者可长期甚至终身无症状。随着囊肿的逐渐增大,可出现邻近脏器的压迫症状,上腹部不适、饱胀,甚至隐痛、恶心与呕吐。亦可出现上腹部包块,肝大、腹痛和黄疸。囊肿破裂、出血、感染时出现相应的症状体征。

**(二)超声影像学表现**

　　(1)典型肝囊肿声像图特点:肝实质内圆形或卵圆形无回声区;包膜光整,壁薄光滑,呈高回声,与周围肝组织边界清晰;侧壁回声失落,后壁及后方回声增高(图 3-21)。

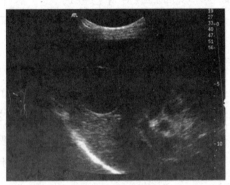

图 3-21　肝囊肿

　　(2)多房性者表现为囊腔内纤细的条状分隔;体积较大囊肿合并感染出血时,囊腔内出现弥漫性点状弱回声,亦可分层分布,变动体位时回声旋动,囊壁可增厚,边缘不规则。

　　(3)囊肿较小者肝脏形态大小及内部结构无明显改变。较大者可引起肝轮廓增大,局部形态改变;肝组织受压萎缩;周边血管及胆管可呈压迫征象,囊肿巨大时可造成相邻器官的推挤征象。

　　(4)CDFI:囊肿内部无血流信号显示,囊肿较大周边血管受压时可出现彩色血流,速度增快。

**(三)鉴别诊断**

1.正常血管横断面

正常血管横断面虽呈圆形无回声区,但后方增高效应不明显,变换扫查角度则表现为管状结构,CDFI 显示彩色血流,即可与囊肿区别。

**2.肝癌液化**

具有分泌功能的腺癌肝转移及原发性肝癌液化,可为单个液区,亦可为不规则状无回声区,其中常有组织碎片和细胞沉渣产生的斑点状回声,外周为厚而不规则的实质性结构,可与肝囊肿鉴别。

**3.肝棘球蚴病**

肝棘球蚴病单纯囊型与肝囊肿单凭声像图区别有一定困难,除前者立体感较强,壁较单纯性囊肿为厚外,还应结合患者有疫区居住史,棘球蚴病皮试或间接荧光抗体试验(IFAT)鉴别。

**4.腹部囊性肿块**

巨大孤立性肝囊肿应注意与肠系膜囊肿,先天性胆总管囊肿、胆囊积水、胰腺囊肿、肾囊肿、右侧肾积水及卵巢囊肿等相鉴别。

## 二、多囊肝

### (一)病理与临床表现

多囊肝是一种先天性肝脏囊性病变,具家族性和遗传性。由于胚胎时期发育过剩的群集小胆管的扩张所致。常并发肾、脾、胰等内脏器官多囊性改变。囊肿在肝内弥漫分布、大小不一,直径仅数毫米至十几厘米,绝大多数累及全肝,有的可仅累及某一肝叶。囊壁菲薄,囊液清亮或微黄,囊肿之间的肝组织可以正常。

临床表现:多数患者无症状,可在 35～50 岁出现体征,部分患者可伴肝区痛及黄疸,肝脏肿大及扪及右上腹包块。

### (二)超声影像学表现

(1)肝脏体积普遍增大,形态不规则,肝包膜凸凹不平似波浪状。

(2)肝实质内布满大小不等的圆形或类圆形无回声区,其大小相差悬殊,较大者囊壁薄而光滑,后方回声增高,囊肿之间互不连通。实质内微小囊肿壁则呈"等号"状高回声。严重者肝内正常管道结构及肝实质显示不清(图 3-22)。

(3)轻型多囊肝,显示肝内有较多数目的囊肿回声,直径大小以 2～5 cm 多见,肝脏轻至中度肿大,形态无明显改变,肝内管道结构可以辨认,囊肿间可有正常肝组织显示。

(4)肾脏或脾脏可有相应的多囊性声像图表现。

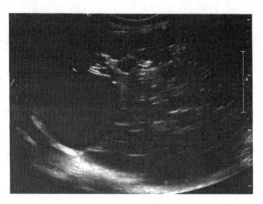

图 3-22 多囊肝

### (三)鉴别诊断

**1.多发性肝囊肿**

多发性肝囊肿与较轻的多囊肝不易区别,可试从以下几点鉴别:①多发性肝囊肿为单个散在分布,数目较少;②肝大不如多囊肝明显,囊肿之间为正常肝组织;③不合并其他脏器的多囊性病变。

**2.先天性肝内胆管囊状扩张症(Caroli 病)**

Caroli 病为节段性肝内胆管囊状扩张,显示肝区内大小不等的圆形或梭形无回声区,与多囊肝的鉴别点:①扩张的肝内胆管呈囊状或柱状,追踪扫查可见无回声区相互沟通;②无回声区与肝外胆管交通,且常伴胆总管的梭形扩张;③多有右上腹痛、发热及黄疸病史;④必要时超声导向穿刺及造影检查可以确诊。

**3.先天性肝纤维化**

先天性肝纤维化多见于婴幼儿,有家族遗传倾向,可合并肝内胆管扩张和多发性囊肿。声像图显示肝脏除囊性无回声区外,其余部分肝实质呈肝硬化表现;脾大及门脉高压表现。

## 三、肝脓肿

### (一)病理与临床表现

肝脓肿可分为细菌性肝脓肿和阿米巴肝脓肿两大类。

**1.细菌性肝脓肿**

细菌性肝脓肿最常见的病原菌是大肠埃希菌和金黄色葡萄球菌,其次为链球菌,有些则为多种细菌的混合感染。主要感染途径为:①胆管系统梗阻和炎症；②门静脉系统感染；③败血症后细菌经肝动脉进入肝脏；④肝脏周围临近部位和脏器的化脓性感染，细菌经淋巴系统入肝；⑤肝外伤后感染；⑥隐源性感染，约30％的患者找不到原发灶，可能为肝内隐匿性病变，当机体抵抗力减弱时发病，有报道此类患者中约25％伴有糖尿病。

化脓性细菌侵入肝脏后，引起炎性反应，可形成散在的多发性小脓肿；如炎症进一步蔓延扩散，肝组织破坏，可融合成较大的脓肿。血源性感染者常为多发性，病变以右肝为主或累及全肝；感染来自胆管系统的脓肿多与胆管相通，为多发性，很少出现较大的脓肿或脓肿穿破现象；肝外伤后血肿感染和隐源性脓肿多为单发性。如肝脓肿未得到有效控制，可向膈下、腹腔、胸腔穿破。

2.阿米巴性肝脓肿

阿米巴性肝脓肿由溶组织阿米巴原虫引起，是阿米巴疾病中最常见的肠外并发症之一。阿米巴原虫多经门静脉进入肝脏，于门静脉分支内发生栓塞，引起局部组织缺血、坏死，同时产生溶组织酶，造成局部肝细胞的溶解破坏，形成多个小脓肿，进而相互融合形成较大的脓肿。病变大多数为单发性，90％以上发生于肝右叶，并以肝顶部为多。脓肿可向横膈、胸膜腔、气管内浸润，破溃而造成膈下、胸腔及肺脓肿。

临床表现：多见于青壮年男性，患者出现发热、寒战，呈弛张热型，肝区疼痛及胃肠道反应症状。体质虚弱、贫血，部分患者出现黄疸、肝大、右侧胸壁饱满、肋间隙增宽、触痛等。

**（二）超声影像学表现**

肝脓肿的病理演变过程，反映在声像图上可有以下表现。

（1）肝脓肿早期：病灶区呈炎性反应，充血水肿、组织变性坏死尚未液化。肝实质内显示一个或多个类圆形或不规则状低回声或回声增高团块；与周围组织境界清楚，亦可模糊不清；肝内血管分布可以无明显变化；CDFI可显示内部有点状或条状搏动性彩色血流，脉冲多普勒呈动脉血流，阻力指数≤0.55（图3-23）。

（2）脓肿形成期：坏死组织液化脓肿形成，显示肝实质内囊性肿块。壁厚而不均，内壁粗糙如虫蚀状；脓液稀薄时呈无回声，伴有稀疏细小点状强回声；较大脓腔未完全融合时，有不规则间隔；脓液黏稠含有坏死组织碎片无回声区内出现密集细小点状强回声，其中散在不规则斑片状或索带状回声，并随体位改变旋动，伴有产气杆菌感染时，脓腔前壁后方有气体高回声；脓肿后方回声增高。

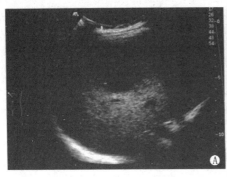
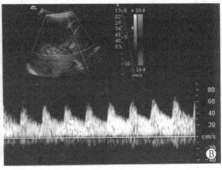

**图 3-23　细菌性肝脓肿**

A.肝右叶低回声不均质团块；B.CDFI 显示条状血流，PD 测及动脉血流频谱，RI＝0.55

（3）慢性肝脓肿壁显著增厚，内壁肉芽组织增生，无回声区缩小，脓腔内坏死组织积聚，表现为类似实质性的杂乱高回声。脓肿壁钙化时，呈弧形强回声，后伴声影。

（4）伴随征象肝脏局部肿大或形态改变，脓肿靠近膈面时，可致膈肌局限性抬高，活动受限；或出现右侧胸腔积液；脓肿周围管状结构受压移位；感染源自胆管者可发现胆管阻塞和感染的相应表现。

**（三）鉴别诊断**

1.不同类型肝脓肿的鉴别

细菌性肝脓肿与阿米巴肝脓肿的治疗原则不同，两者应予鉴别，阿米巴肝脓肿起病常较缓慢，大多有痢疾或腹泻史。脓肿常为单个，体积较大，多位于右肝膈顶部。脓液呈巧克力色，可找到阿米巴滋养体，可与细菌性肝脓肿鉴别。

2.肝癌

肝脓肿早期未液化时呈实质性回声，与肝细胞癌的表现类似。但后者外周可有完整的低回声晕环绕，CDFI 检出动脉血流。肝脓肿形成后应与转移性肝肿瘤相区别，腺癌肝脏转移灶多呈"牛眼"征，液化区后方回声不增高或出现衰减。同时应结合临床资料，并在短期内随访观察做出鉴别，必要时应做超声导向穿刺细胞学及组织学检查。

肝内透声较强的转移性肿瘤，如淋巴瘤、平滑肌肉瘤等可与脓肿混淆。鉴别主要依靠病史、实验室检查和诊断性穿刺。

3.其他肝脏占位病变

肝脓肿液化完全、脓液稀薄者需与肝囊肿鉴别。肝囊肿壁薄光滑，侧壁回声失落；肝包虫囊肿内有条状分隔及子囊，边缘可见钙化的强回声及声影；肝脓肿壁较厚,内壁不整,声束散射回声无方向依赖,囊壁显示清晰。同时病史亦完全不同。

4.胰腺假性囊肿

较大的胰腺假性囊肿可使肝左叶向上移位,易误为肝脓肿。应多切面扫查,判断囊肿与周围脏器的关系,并让患者配合深呼吸根据肝脏与囊肿运动不一致的特点做出鉴别。

# 第四节　原发性肝癌

## 一、病理与临床表现

原发性肝癌以非洲东南部和东南亚为高发地区;我国多见于东南沿海,是国内三大癌症之一。好发年龄为 40~50 岁,男性明显多于女性。病因未完全明了,但流行病学和实验室研究均表明,主要与乙型肝炎病毒感染、黄曲霉毒素和饮水污染有关。根据肝癌生长方式的差异并注意到肿瘤包膜、肝硬化及门静脉癌栓的情况,做了如下分类。①浸润型:肿瘤边界模糊不清,多不伴肝硬化,大小不一的病灶相互融合形成大的病灶。②膨胀型:肿瘤边界清楚,有纤维包膜,常伴肝硬化,又可分为单结节和多结节两个亚型。前者瘤界分明,伴肝硬化者有明显纤维包膜,无硬化者包膜多不明显。主瘤旁可有"卫星"结节,可侵犯门静脉系统。后者至少有 2 个以上的膨胀结节,病灶直径在 2 cm 以上。③混合型:由膨胀型原发癌灶结合包膜外与肝内转移灶的浸润型形成。肝内转移灶主要通过门静脉播散。本型亦可分为单结节和多结节两个亚型。④弥漫型:以多个小结节出现,直径 0.5~1 cm,布满全肝,互不融合,常伴肝硬化,这种癌肿主要通过门静脉在肝内播散。⑤特殊型:包括带蒂外生型肝癌和以肝门静脉癌栓为突出表现而无明确主瘤的肝癌。

组织类型:主要分为肝细胞癌、胆管细胞癌和混合型肝癌 3 种,后两种较少见。典型癌细胞呈多边形,边界清楚,胞质丰富,核大,核膜厚,核仁亦很大。染色嗜碱或嗜酸。癌细胞排列呈巢状或索状,癌巢之间有丰富的血窦,癌细胞常侵入静脉在腔内形成乳头状或实质性团块。

按 Edmondson-Steiner 分类法,肝癌分化程度可分为 4 级:Ⅰ级分化高、少见；Ⅱ～Ⅲ级为中等分化，最多见；Ⅳ级为低分化，少见。

临床表现：原发性肝癌患者起病隐匿，缺乏特异性早期表现，至亚临床前期及亚临床期的中位时间可长达 18 个月。当患者出现不适等症状时，多属中、晚期。临床主要表现为肝区疼痛、食欲缺乏、腹胀、乏力、消瘦等。其他可有发热、腹泻、黄疸、腹水、出血倾向以及转移至其他脏器而引起的相应症状。

### 二、超声影像学表现

#### (一)常规超声

#### 1.形态

肝癌多呈圆形或类圆形，肿瘤较大时，可呈不规则形，并可向肝表面突起，使肝下缘等较锐的角变钝，或呈"驼峰"征改变。根据肝癌病理形态表现可分如下。

(1)结节型：肝癌相对较小，一般直径＜5 cm，多为单发，亦可多发。肿瘤内部回声多不均匀或呈结节状融合，边界较清晰，可见晕圈或一纤薄的高回声带围绕(图 3-24)；亦可由于出血、坏死而呈混合回声型。

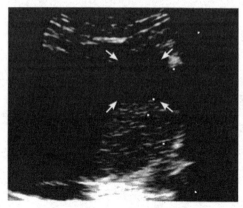

**图 3-24　肝癌(结节型)(一)**

肝左叶癌，圆形，向表面突起，呈"驼峰"征

(2)巨块型：肝癌较大，直径常在 10 cm 左右，内部回声多不均质，以高低回声混合者居多，低回声者很少。肿瘤呈"结节中结节"状和内部有条状分隔，边界多不规则(图 3-25)。如周边有包膜，则有晕圈而使边界清晰。另外，有些巨块型肝癌分布整个肝、段肝叶或数叶，尽管无明确边界，但肿瘤内部回声相对比较均匀，呈略低或略高回声，而周围肝硬化回声则呈不均匀状，可以资鉴别。有时在主瘤周围有散在低回声播散灶，个别巨大肿瘤可因破裂引起出血呈现无回声区。

(3)弥漫型：肝内弥漫散在的细小肝癌结节，大小可数毫米至数厘米，内部回声高低不等,分布零乱,可呈斑块灶,无明确边界,如弥漫分布于整个肝脏,则很难与肝硬化鉴别,但此类患者常有门静脉癌栓形成,为诊断弥漫性肝癌提供了佐证。个别弥漫性肝癌的内部回声不均质程度较为紊乱,与肝硬化仍有所区别。

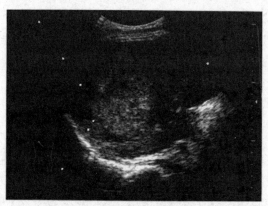

**图 3-25　肝癌(巨块型)**

内部高回声,呈结节中结节状

**2.边界**

肝癌有明显的假包膜形成时,边界往往较清晰而规则,周围见一直径 2～5 mm 的低回声圈,即晕圈,晕圈与正常组织之间可有一纤薄的光带(约0.5 mm);如肿瘤无明显包膜或呈浸润生长时,边界多不规则,模糊,甚至不清;而在弥漫性肝癌时,则无明确边界。

**3.大小**

超声能发现直径从数毫米至数十厘米不等的肝癌,其检出率主要受以下几方面影响:①肿瘤大小;②肿瘤内部回声;③肝硬化程度;④肿瘤的位置;⑤肿瘤包膜;⑥操作人员经验。

**4.内部回声**

根据肝癌内部回声高低分类如下。

(1)高回声型:占 30%～50%,肿瘤内部回声比周围肝组织高且不均匀,呈结节状或分叶状,有时可见结节之间有纤维分隔,少数分布尚均匀。有报道认为高回声区预示肝癌细胞脂肪变性、坏死等倾向。

(2)低回声型:占总数 15%～35%,多见于较小型肝癌中,内部回声较周围肝组织低,由密集的细小点状回声组成,分布多不均匀。较大肿瘤可呈结节状,并互相融合呈镶嵌状,并可显示低回声的"瘤中隔"。有时,在总体低回声区的中央可由少许点状高回声所点缀。低回声区常预示着肝癌细胞存活,血供丰富,很少有脂肪变性和纤维化等改变。

(3)等回声型:较少见,占2.2%,回声与周围肝组织类似,血管分布较均匀,由于这类肿瘤多伴有较典型的晕圈,故易识别,不然,则易漏诊。

(4)混合回声型:占10%左右,此类肿瘤常较大,为多结节融合所致,多为高低回声混合,可交织混合,亦可左右排列混合,使超声某一切面呈高回声区,而另一切面呈低回声区。肿瘤内部还可出现无回声及强回声区,提示内部有不同程度出血、液化、坏死、纤维化及钙化等改变。

5.后方回声

在后方有正常肝组织存在时,肝癌后方回声常稍增高,其增高程度因肿瘤类型不同而有所不同,总体来说增高程度多比肝囊肿弱,其增高比例约占肝癌的70%;如伴有纤维化、钙化等改变时,后方回声可轻度衰减;另外在有包膜的肝癌中,可有侧后声影等现象。

6.肝内间接征象

(1)管道压迫征象:肝癌较大时,可压迫肝静脉、门静脉、下腔静脉等,使其移位、变细、甚至“中断”,而环绕在肿瘤周围(图3-26A)。另外,压迫肝门部或侵犯胆管内可引起肝内胆管扩张(图3-26B)。

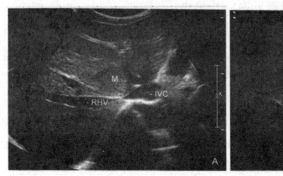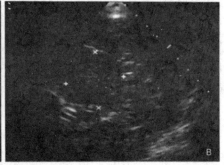

**图3-26　肝癌(结节型)(二)**

A.右肝前叶上段(S8)癌,肝静脉-下腔静脉受压;B.肝左内叶癌侵犯肝
门引起肝内胆管扩张(M:肿块;RHV:右肝静脉;IVC:下腔静脉)

(2)脏器挤压征象:肿瘤压迫胆囊使其移位、变小,甚至“消失”;位于右叶脏面的巨大肝癌压迫右肾,使其下移至盆腔;肝脏膈顶部的肿瘤压迫膈肌,使膈肌抬高;左叶肿瘤可推移脾脏向上方移位,以至“消失”。

7.肝内转移征象

(1)卫星灶:在主瘤旁或较远的肝组织内,呈多个低回声不均质团块,直径

＜2 cm,呈圆形,可有或无晕圈,球体感强,后方回声稍增高。

(2)门静脉癌栓:有报道,在肝癌中 40％～70％出现门静脉受累,而 B 超可显示三级分支以内的癌栓,检出率较高,可达 70％。常出现在主瘤附近的门静脉,表现为门静脉内径明显增宽,最宽可达 3 cm,管壁可清晰或不清,腔内充满由中低回声密集点状强回声组成的不均质团块。如门脉主干被癌栓完全充填,则可见肝门周围有众多细小管道组成的网状团样结构,此为门静脉侧支形成所致的门脉海绵状变。另外,部分肝癌在门静脉内出现局部瘤样回声,亦为癌栓的一种征象,可为数毫米至数厘米。门脉癌栓对诊断弥漫性肝癌有一定帮助。

(3)肝静脉及下腔静脉癌栓:检出率较门静脉少,常在肝静脉主干内发现,内径不一定增宽,由低回声团块组成,常可延伸至下腔静脉,而下腔静脉癌栓多呈球状,可单个或多个,偶尔随血流有浮动感。

(4)胆管癌栓:少数患者因肿瘤侵犯胆管使肝内或肝外胆管受累,内充满实质样回声,并引起肝内胆管的扩张。

8.肝外转移征象

(1)肝门及胰腺周围淋巴结肿大:在晚期,肝癌可向肝外转移,最多处在肝门及胰腺周围出现大小不等的低回声团块,呈圆形或类圆形、部分可融合成团块,呈不规则形,严重者压迫肝门引起肝内胆管扩张。

(2)腹腔:在腹腔内有时可探测到低回声团块,肿瘤直径在 3～5 cm,有包膜,边界清,内分布不均。多位于腹壁下,可活动。个别可转移至盆腔压迫髂血管引起下肢深静脉血栓形成。在一些肝癌术后患者中,肝内可无肿瘤,但腹腔内已有转移。因此,对肝内无病灶而 AFP 持续阳性者,应进一步检查腹腔。

9.其他征象

由于我国肝癌和肝硬化联系密切,80％以上的肝癌有肝硬化征象,故声像图上肝实质回声增粗、增高、分布不均,呈线状甚至结节状,亦可有高或低回声结节,并可出现门脉高压、脾大、腹水等声像图改变。

(二)彩色多普勒

由于原发性肝癌在没有动脉栓塞前多具有较丰富的血供,因而为彩色多普勒检测提供了可靠基础。

(1)检出肝癌内的血流信号,呈现线条状、分支状、网篮状、环状、簇状等彩色血流。据报道,血流信号的检出率可达 95％,其中 98％为动脉血流信号,明显高于肝脏其他良性病变。同时,在实时状态下,肝癌内的彩色血流可呈现搏动状血流与心率一致。有时还可见彩色血流从肝癌内部延伸至门静脉的引流血管。

（2）脉冲多普勒常检出高阻力动脉血流，阻力指数（RI）和搏动指数（PI）分别 ＞0.6 和0.9，并且平均流速可呈高速型，最大可达 1 m/s 以上（图 3-27），这些表现均提示该肝内占位病变以恶性可能为大。在原发性肝癌中，有时可测及高速低阻的动脉样血流，表示肝癌内动静脉瘘存在，也有助于肝癌的诊断。

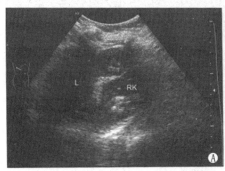
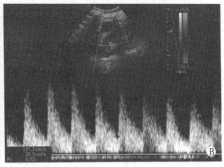

**图 3-27 肝癌**

A.显示肝右叶结节型癌及右肾（RK）压迹；B.PD 检测到动脉血流频谱，$V_{max}＝131$ cm/s，RI≥0.75

（3）彩色多普勒使肝动脉较易显示，并在肝癌中明显增宽，可达 4～5 mm，而正常仅 2～3 mm，血流速度增快（图 3-28）。

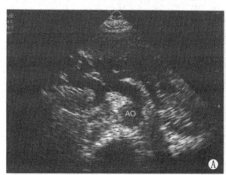
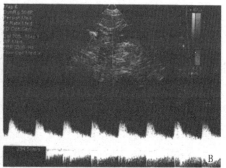

**图 3-28 弥漫性肝癌肝动脉显著扩张**

A.肝总动脉内径增宽（9 mm）；AO：腹主动脉；B.肝动脉流速增高，CW 测及最大流速 294.5 cm/s

（4）在经介入治疗（包括 TAE、乙醇注射）后，肝癌内彩色血流可明显减少甚至消失，提示疗效佳；经 TAE 治疗的病员中，动脉型彩色血流可减少甚至消失，但门静脉型的彩色血流信号可代偿增多，应引起注意。另外，如原来血流消失的病灶再出现彩色血流信号，则提示肿瘤复发。

（5）当门静脉癌栓形成时，彩色多普勒可显示门静脉属完全性或不完全性阻塞，此时，彩色多普勒显示未阻塞处（即癌栓与管壁之间隙）有条状血流通过，癌栓内亦可见线状深色或多彩血流，用脉冲多普勒能测及动脉及静脉血流，这些均提示门脉内栓子为肿瘤性。但有报道,门静脉瘤栓中其动脉血流的检出率较低,仅18.7％。同时,在门脉完全性阻塞时,门脉旁的肝动脉血流容易显示(图3-29)。

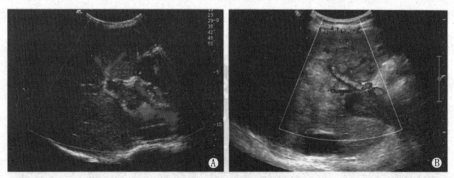

**图 3-29　门静脉癌栓**

A.门静脉不完全阻塞,CDFI 显示癌栓与管壁间有条状血流通过;B.门静脉完全阻塞,门静脉充满实质性低回声,肝动脉分支增宽,显示为条状红色血流

### 三、鉴别诊断

#### (一)肝血管瘤

如肝血管瘤为网状高回声团块,边界呈"花瓣"样改变时诊断较容易,但有些肝血管瘤可出现低回声不均质、混合回声不均质及晕圈样改变。有报道其出现率分别为15％、20％、5％,对这类患者应更全面观察,在实时状态下,观察肿瘤有无立体像等加以鉴别,同时对较大肝血管瘤可结合 CT 增强延迟扫描,同位素血池扫描等较特异征象加以确诊,必要时可在实时超声引导下肝穿活检以明确诊断。

#### (二)肝脓肿

由细菌性或阿米巴原虫感染引起的肝内局灶性炎性改变,呈单发或多发。较典型时,壁厚,内膜粗糙呈"虫咬"状,为无回声或不均匀回声团块,诊断较容易。然而,随着近年来抗生素的广泛应用,肝脓肿的超声和临床表现常不典型,声像图显示肝内比正常组织回声稍低的区域,分布不均匀,边界模糊,包膜较薄,用常规 B 超诊断较困难。彩色多普勒显示内部有条状彩色血流,脉冲多普勒测及动脉血流频谱,阻力指数和搏动指数分别在 0.5、0.8 左右,提示良性病变,再结合这类患者多有短暂发热病史,有助于定性诊断。另外,如感染与肝癌并存,则超声诊断困难,必须行超声引导下穿刺活检。

#### (三)肝内局灶脂肪浸润

肝内局灶脂肪浸润可在肝内出现高回声或低回声灶,而低回声型与肝癌更容易混淆,但这些病灶多位于肝门旁,如肝右前叶、左内叶门脉旁,内部回声较低但多均匀,在实时状态下,边界可不规则或欠清,亦可向肝实质内呈"蟹足"样延伸。彩色多普勒显示病灶内无异常动脉血流信号。也有报道认为这类低回声型更易与肝癌混淆,应加以鉴别。

**(四)转移性肝癌**

转移性肝癌多为低回声不均质团块,可有晕圈等改变,后方回声稍高,有侧后声影。这类病灶常为多发,并且非癌肝实质回声多无肝硬化表现,可以资鉴别。如患者有其他原发肿瘤史则更有助于诊断。

**(五)胆囊癌**

胆囊癌发病近年来有逐渐增多趋势,早期发现仍比较困难。其中一部分患者因肝内转移而就诊时,常在肝右叶出现局灶性低回声不均质团块,有晕圈,可向表面突起,易被误诊为原发性肝癌。操作人员在发现肝右叶癌肿且无肝硬化时,应仔细观察胆囊的情况,这类患者的胆囊因受压而变小,部分胆囊壁可不规则增厚而与右叶癌肿相连,甚至在胆囊癌实变时,可与右叶癌肿融合成一团块,胆囊隐约成一轮廓像,多伴有结石,有助于鉴别诊断。

**(六)肝母细胞瘤**

肝母细胞瘤常出现于婴幼儿,多为无意触摸腹部时发现。肿瘤常较大,可达$5.5\sim17$ cm。声像图上显示肝内巨大团块,多强弱不均,并有液化和包膜,多位于肝右叶,常推移右肾,超声无特异性表现,应结合临床做出诊断。

**(七)术后瘢痕**

肝肿瘤切除后,手术区多有渗出、出血、纤维化及机化等一系列改变,声像图可呈不均质团块、高回声为主的团块、混合回声团块,边界多不规则、模糊,但后方均有不同程度的衰减和缺乏立体感,可以资鉴别。如手术区堵塞吸收性明胶海绵,则呈较均匀的高回声区,伴后方衰减。彩色多普勒多未能显示手术区内的彩色血流信号。

# 第四章 胆道疾病超声诊断

## 第一节 先天性胆管囊性扩张症

### 一、病理与临床

目前对该病的病因多数学者赞成先天性因素学说,包括先天性胆管上皮增殖异常、胆胰管合流异常及胆管周围神经发育异常。先天性胆管上皮发育异常导致部分管壁薄弱。胆胰管合流异常导致胰酶在胆管内激活破坏胆管上皮。胆管周围神经发育异常可导致胆管下段痉挛、胆管内压增高,促进胆管扩张。本病多由于先天性胆管壁薄弱、胆管有轻重不等的阻塞,使胆管腔内压增高,扩大形成囊肿。

关于先天性胆管囊性扩张症的临床分型,目前国际上普遍使用的是 Todani 分型法:Ⅰ型为胆总管梭形或球形扩张;Ⅱ型为胆总管憩室;Ⅲ型为胆总管末端囊肿;Ⅳa 型为肝内外胆管多发性囊肿;Ⅳb 型为胆总管多发性囊肿;Ⅴ型为肝内胆管单发或者多发性囊肿(即 Caroli 病)。其中以Ⅰ型发病率最高,约占报道总病例的 90% 以上;Ⅱ、Ⅲ型均罕见;Ⅳ、Ⅴ型相对少见。

先天性胆管囊性扩张症有三大特征:腹痛、黄疸和肿块。但往往有此典型表现的病例并不多。

### 二、声像图表现

#### (一)先天性胆总管囊肿

胆总管扩张,呈囊状、梭形或椭圆形,常常在 1.0 cm 以上,特别注意本病囊状扩张的两端与胆管相通,为特征性表现,壁光滑清晰,其内回声清亮(图 4-1)。合并结石、胆汁淤积时其内可见强回声或中低回声。多无其他胆道系统异常表现,可合并肝内胆管囊性扩张。

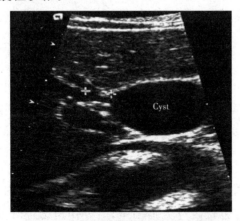

**图 4-1　先天性胆总管囊状扩张声像图**

超声显示肝门部无回声,与胆管相通,囊壁光滑,囊内透声较好,Cyst:胆总管囊肿

### (二)肝内胆管囊性扩张症

肝内胆管囊性扩张症又称 Caroli 病,声像图表现为左、右肝内胆管节段型或弥漫型的囊性扩张,呈椭圆形或梭形,囊腔间相互连通,边缘清晰光滑。

### 三、鉴别诊断

先天性胆管囊性扩张以青少年女性多见。患者常常有右上腹痛、黄疸等症状。幼年时肝外胆管囊状扩张,往往无症状,可偶然在体检中被发现。

#### (一)需与胆总管下段结石或肿瘤等致胆道扩张相鉴别

先天性胆总管囊肿,扩张的部位呈椭圆形或纺锤形,而上下段与之相连处的胆管管径相对正常,无明显扩张,正常与异常胆道分界鲜明,多不引起肝内胆管扩张。而结石或肿瘤等梗阻引起的胆管扩张常同时累及其上段肝内、外胆管,呈由粗至细的渐变型,胆囊亦可受累。

#### (二)先天性胆总管囊肿需与先天性双胆囊相鉴别

先天性双胆囊一端为盲端,而先天性胆总管囊肿两端均与胆管相连,根据形态及脂餐试验等容易鉴别。

# 第二节  化脓性胆管炎

## 一、病理与临床

急性胆道感染常因肝外胆管结石所致的胆管梗阻诱发。胆管壁充血、水肿，结石在胆管内可以移动，发生嵌顿，急性发作时可引起阻塞性黄疸和化脓性胆管炎。典型临床表现为寒战、高热、黄疸。

## 二、声像图表现

胆管扩张，壁增厚，毛糙，回声增强，结构模糊，管腔内可见点状中等回声（图 4-2）。合并结石时胆管内可见强回声，后方伴声影，肝内外胆管扩张，胆囊增大等。

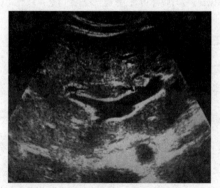

**图 4-2  化脓性胆管炎声像图**

超声显示肝内胆管增宽，管壁回声增强

# 第三节  胆  囊  炎

## 一、急性胆囊炎

### (一)病理与临床

胆囊受细菌或病毒感染引起的胆囊肿大，胆囊壁增厚、水肿。急性胆囊炎是常见的急腹症之一,细菌感染、胆石梗阻、缺血和胰液反流是本病的主要病因。临床症状主要是右上腹部持续性疼痛,伴阵发性加剧,并有右上腹压痛和肌紧张,深压胆囊区同时让患者深吸气,可有触痛反应,即墨菲(Murphy)征阳性。右肋缘下可扪及肿大的胆囊,重症感染时可有轻度黄疸。

**(二)声像图表现**

胆囊体积增大,横径＞4 cm,张力高,胆囊壁增厚＞3 mm,呈"双边征"(图 4-3);胆囊腔内常探及结石回声,结石可于胆囊颈部或胆囊管处;胆囊内可见胆汁淤积形成的弥漫细点状低回声。胆囊收缩功能差或丧失。发生胆囊穿孔时可显示胆囊壁的局部膨出或缺损及周围的局限性积液。

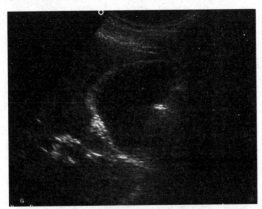

**图 4-3　急性胆囊炎声像图**

超声显示胆囊肿大,胆囊壁增厚

**(三)鉴别诊断**

对于胆囊炎,首先应寻找产生胆囊炎的原因,超声可以帮助检查是否有胆囊结石、胆囊梗阻、胆管梗阻、胆总管囊状扩张症等,以明确病因,便于诊断。胆囊增大也可见于脱水、长期禁食或低脂饮食、静脉高营养等患者,根据病史,必要时行脂餐试验可鉴别。此外,有肝硬化低蛋白血症和某些急性肝炎、肾功能不全、心功能不全等全身性疾病患者,也有胆囊壁均匀性增厚,但无胆囊增大,超声墨菲征阴性,结合病史与临床表现易与急性胆囊炎相鉴别。

**二、慢性胆囊炎**

**(一)病理与临床**

慢性胆囊炎临床症状包括右上腹不适、消化不良、厌油腻,也可无自觉症状。

慢性胆囊炎的临床表现多不典型，亦不明显，但大多数患者有胆绞痛史，可有腹胀、嗳气和厌食油腻等消化不良症状。有的常感右肩胛下、右季肋或右腰等处隐痛。患者右上腹肋缘下有轻压痛或压之不适感。十二指肠引流检查，胆囊胆汁内可有脓细胞。口服或静脉胆囊造影不显影或收缩功能差，或伴有结石影。

**（二）声像图表现**

慢性胆囊炎的早期，胆囊的大小、形态和收缩功能多无明显异常，有时可见胆囊壁稍增厚，欠光滑，超声一般不作出诊断。慢性胆囊炎后期胆囊腔可明显缩小（图 4-4），病情较重时胆囊壁毛糙增厚，不光滑；严重者胆囊萎缩，胆囊无回声囊腔完全消失。胆囊萎缩不合并结石者难以与周围肠管等结构相区别，导致胆囊定位困难；合并结石者仅见强回声伴后方声影。胆囊功能受损严重时，胆总管可轻度扩张。

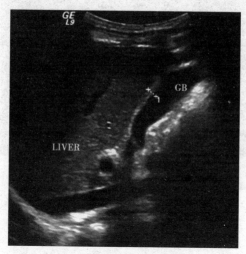

**图 4-4　慢性胆囊炎声像图**

胆囊体积小，壁增厚毛糙

**（三）鉴别诊断**

胆囊明显萎缩时需与先天性无胆囊相鉴别：慢性胆囊炎致无回声囊腔完全消失，特别是不合并胆囊结石或结石声影不明显时，易与周围肠管内气体形成的强回声混淆，以致难以辨认出胆囊的轮廓。因此先天性无胆囊患者可能被误诊为慢性胆囊炎，此时应结合病史和临床表现，多切面探查，或动态观察等方法仔细加以鉴别，减少误诊率。

# 第四节　胆　囊　结　石

### 一、病理与临床

胆囊结石有胆固醇结石、胆色素结石和混合性结石,在我国胆囊结石患者中以胆固醇结石最多见。胆囊结石可合并胆囊炎,且两者互为因果,部分患者最终导致胆囊缩小,囊壁增厚,腔内可充满结石。

胆囊结石患者可有右上腹不适、厌油腻等症状。结石嵌顿于胆囊管内时,可导致右上腹绞痛、发热等症状。胆绞痛是胆囊结石的典型症状,可突然发作又突然消失,疼痛开始于右上腹部,放射至后背和右肩胛下角,每次发作可持续数分钟或数小时。部分患者疼痛发作伴高热和轻度黄疸。疼痛间歇期有厌油食、腹胀、消化不良、上腹部烧灼感、呕吐等症状。查体可见右上腹部有压痛,有时可扪到充满结石的胆囊。胆囊结石超声显示率90%以上,诊断价值较大,是首选的检查方法。

### 二、声像图表现

胆囊内可见一个或多个团块状强回声,后方伴有声影,可随体位变化而移位。当结石较大时,常只能显示结石表面形成的弧形强回声,内部结构难以显示。多个结石紧密堆积时,有时不能明确显示结石数量及每个结石的具体大小(图 4-5)。

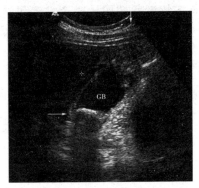

**图 4-5　胆囊结石声像图(一)**

超声显示胆囊腔内见弧形强回声,后方伴声影。箭头:胆囊结石,GB:胆囊

**（一）泥沙样结石**

泥沙样结石可见多个细小强回声堆积，形成沉积于胆囊后壁的带状强回声，后方伴有声影，随体位改变而移动。

**（二）充满型结石**

胆囊内呈弧形强回声带，后伴声影，无回声囊腔不显示，强回声带前方有时可显示胆囊壁，后方结构则完全被声影所掩盖（图 4-6）。

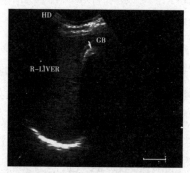

**图 4-6　胆囊结石声像图（二）**

超声显示胆囊腔的无回声，可见弧形强回声，后方伴声
影，箭头：胆囊结石，GB：胆囊，R-LI VER：右肝

### 三、鉴别诊断

典型的胆囊结石超声诊断一般不困难。对于胆囊颈部的结石，由于缺少胆汁的衬托，使其结石强回声不明显，仅表现为胆囊肿大或颈部声影，超声必须认真仔细地检查，变换体位，如坐立位、胸膝位等，才能发现结石，并进行正确诊断。

**（一）泥沙样结石需与浓缩淤积的胆汁或炎性沉积物相鉴别**

泥沙样结石回声强，声影明显，随体位移动速度较快。

**（二）充满型结石需与肠腔内积气相鉴别**

结石后方为明显声影而非气体后方的彗星尾征，且肠腔内气体形态随时间而变化。

# 第五章　胰腺疾病超声诊断

## 第一节　胰　腺　炎

### 一、急性胰腺炎

#### （一）流行病学及病因

急性胰腺炎（acute pancreatitis，AP）是胰酶对胰腺组织自身消化导致胰腺腺泡细胞的损伤，同时伴有局部或全身的炎症反应。严重程度可以从轻度水肿到胰周坏死感染，甚至可以导致多器官功能衰竭综合征。组织病理学上，急性胰腺炎分为急性水肿型胰腺炎和急性出血坏死型胰腺炎，前者居多，以间质充血、水肿和炎细胞浸润为主，而后者以胰腺实质坏死、血管损害、脂肪坏死为主伴炎细胞浸润。急性胰腺炎病因很多，主要发病因素为胆道疾病，尤其是胆道结石。文献报道急性胆源性胰腺炎发病率占急性胰腺炎的 $15\%\sim50\%$，在我国占急性胰腺炎的 $60\%$ 以上。此外，感染、药物、酒精、手术及创伤、肿瘤、自身免疫因素、代谢、妊娠、遗传、特发性等也占一定比例。

#### （二）临床表现

急性胰腺炎的临床表现与其病情严重程度相关。以腹痛、发热、恶心、呕吐等多见，急性胆源性胰腺炎还可伴随黄疸，当出现胰腺假性囊肿或胰腺脓肿时可扪及腹部包块。Grey-Tuner 征（双侧或者单侧腰部皮肤出现蓝-绿-棕色大片不规则瘀斑）和 Cullen 征（脐周围皮肤青紫及两侧肋腹皮肤灰蓝色）少见。临床上将急性胰腺炎分为轻型胰腺炎（mild acute pancreatitis，MAP）和重症胰腺炎（severe acute pancreatitis，SAP）。前者可有极其轻微的脏器功能紊乱，但无严重腹膜炎和代谢功能紊乱,临床恢复快。后者则可出现脏器功能衰竭、代谢紊乱或合并胰腺坏死、脓肿、假性囊肿等并发症。因此,在临床上需要特别加以甄别。10%～25%的 AP 患者会并发假性囊肿,其中多数自行消退,持续存在者有导致感染、脓肿形成、胰瘘、假性动脉瘤、静脉血栓等可能性。

实验室检查约90%的急性胰腺炎血清淀粉酶升高,超过正常值5倍时,即可确诊为急性胰腺炎。起病后6～12小时内血淀粉酶迅速升高,3～5天恢复到正常。尿淀粉酶升高较晚,在病后的12～24小时升高,持续时间较长,一般为1～2周,适用于起病后较长时间未确诊者。检测血清淀粉酶是诊断急性胰腺炎最常用和最快捷、简便的方法之一。在急性胰腺炎起病后24～72小时血清脂肪酶开始上升,持续5～10天,对起病时间较长者适用。有研究发现,C反应蛋白、白细胞计数、血清中降钙素和白细胞介素-4可能是胰腺坏死感染的标志,能更早地反映疾病的严重程度。

### (三)超声表现

**1.体积**

胰腺弥散性肿大,以前后径增大为著。

**2.边界**

轻型炎症时,胰腺边缘整齐,形态规则,重型时边缘不整齐,形态不规则,与周围组织分界不清。

**3.实质回声**

胰腺回声减低。水肿型胰腺炎实质回声呈均匀的低回声,但也有实质回声略高于正常的病例。出血坏死型胰腺炎实质回声明显不均匀,呈低回声和高回声相间的混合回声,内部可见片状无回声。

**4.胰管**

胰管轻度扩张或不扩张,当胰液外漏时扩张胰管可消失或减轻。

**5.积液**

胰腺炎时可合并积液,超声表现胰周、小网膜囊、肾前旁间隙的无回声,有时腹腔、盆腔甚至胸腔可见积液。

**6.胰周**

胰腺周围病变发生比例较高,超声表现为病变处见低回声,边界不清,主要见于胰腺腹侧、背侧、双肾旁间隙或肾周围,胰腺后方血管周围等。

**7.假性囊肿**

急性胰腺炎发病2～4周后可在胰腺内或周边形成胰腺假性囊肿,圆形或类圆形,边界较清楚,囊壁多数光滑,少数可厚薄不均、可见分隔或钙化,后方回声增强。

### 8.非典型者

不典型的急性胰腺炎表现为胰腺无肿大,仅腺体内局部回声减低,多见于胰头和胰尾,胰周组织回声减低,模糊不清。有时合并炎症的并发症如胰腺脓肿等,表现为胰腺正常结构消失,内部呈不均匀的混合回声。

### 9.血管的改变

重症胰腺炎还可以出现血管的并发症。炎症可直接侵蚀脾血管,血管内膜受损,管壁增厚,管腔狭窄,严重者可引起脾静脉血栓形成或闭塞。表现为脾静脉增宽,内见低回声,血流充盈缺损,提示脾静脉血栓形成,或胰腺后方未见脾静脉管腔及血流显示,提示脾静脉闭塞,胰腺周围和脾门区可见蜂窝状迂曲的管状结构,为五彩花色血流,提示侧支循环形成。胰腺炎还可以引起脾动脉病变,其原因可能为:炎症直接侵蚀脾动脉;胰液在自我消化过程中侵蚀脾动脉;胰腺炎时脾动脉内血液因高浓度胰蛋白酶大量释放而处于高凝状态导致血栓形成。表现为脾动脉内可见低回声,血流充盈缺损。假性脾动脉瘤表现为脾动脉旁类圆形无回声区,CDFI内部血流呈涡流,与脾动脉相通。

### (四)超声造影表现

#### 1.急性水肿型胰腺炎

超声造影后,胰腺与周围组织分界尚清晰,实质回声增强,未见明显无灌注区。

#### 2.急性出血坏死型胰腺炎

超声造影表现为胰腺实质呈不均匀增强,可见散在灶状或片状不规则无增强区,胰腺与周围组织界限不清,表面不光滑呈毛刺状。胰周及腹膜后炎性改变及并发症,如胰周、肾旁前(后)间隙、肾周间隙积液,胰腺内或胰周假性囊肿等在超声造影表现为组织的无灌注或低灌注区。

超声造影显著提高了急性胰腺炎坏死灶的检出率。在急性胰腺炎严重度评价上也具有很高的临床价值。超声造影技术通过观察感兴趣区域内造影剂灌注的有无、强弱来判断该区域血流灌注情况,以此来区别胰腺有无坏死及坏死的程度。

### (五)报告内容及注意事项

急性胰腺炎的报告包括胰腺体积、形态变化,回声的改变,胰管是否扩张,胰腺与周边组织分界是否模糊，胰周是否有积液，腹腔、胸腔是否有积液。有无假性囊肿及血管受侵等情况。

超声造影应重点描述胰腺实质增强是否均匀，是否可见无增强坏死区。超声造影还可以评价急性胰腺炎的严重程度，对急性胰腺炎的分级有重要的临床意义。是否合并无增强的假性囊肿。

还应注意胰腺炎的病因，如胆道结石等。更要注意是否有合并胰腺肿瘤的可能。年轻患者应注意是否存在胰管、胆管合流异常，胰管交界汇合处狭窄或受压可导致胰液通道梗阻，胆汁反流，引起胰腺炎。

### （六）鉴别诊断

有明显声像图改变的病例，结合临床表现和血清淀粉酶、脂肪酶检查，超声可明确诊断。超声检查应注意对轻型和重型胰腺炎的鉴别诊断。轻型者胰腺常呈轻中度弥散性肿大，胰腺边缘清晰，呈均匀低回声，胰周积液少见或少量。重型者胰腺常呈严重弥漫肿大，边缘不整、模糊不清，内部回声不均匀，胰周积液多见，胸腔积液、腹水多见，肠麻痹、积气多见。

非典型胰腺炎要注意与胰腺癌的鉴别。胰腺炎病灶后方回声增强，主要原因是炎症导致的胰腺水肿或出血坏死使肿块的透声性增强，而胰腺癌的肿块后方多为回声衰减现象。胰头部局限性炎性肿块和胰头癌均可引起胰管和胆总管扩张，前者胰管呈轻中度不规则扩张，并贯穿肿块，胆总管及肝内胆管扩张不明显或仅有轻度扩张，常与胆道慢性炎症、胆石症或胰管结石并存，而胰头癌常早期侵犯压迫胆总管致肝内外胆管明显扩张，少有管壁增厚及钙化表现，胆总管下端截断或显示不规则性狭窄，肿块内见不到扩张的胰管。

假性囊肿出现时要与囊性肿瘤相鉴别。

### 二、慢性胰腺炎

### （一）流行病学及病因

慢性胰腺炎（chronic pancreatitis，CP）是由于各种原因导致的胰腺局部、节段性或弥散性的慢性进行性损害，导致胰腺实质和组织和/或功能不可逆的损害，造成胰腺腺泡萎缩，胰腺纤维化、钙化、导管内结石、胰腺假性囊肿，可有不同程度的胰腺内外分泌功能障碍。其主要病理特征为间质纤维化和慢性炎细胞浸润，间质中的血管无明显破坏和增生。目前认为慢性胰腺炎是胰腺癌的一个危险因素。根据病因不同，慢性胰腺炎分为酒精性胰腺炎、胆源性胰腺炎、热带性胰腺炎、遗传性胰腺炎、自身免疫性胰腺炎和特发性胰腺炎等。慢性胰腺炎在全球不同地区发病率差异较大。西方的患病率为（10～15）/10万，发病率为每年（4～7）/10万。

**（二）临床表现**

因病因不同，临床表现也不同，常见表现为腹痛和/或消化不良。典型者为餐后上腹痛，并可放射至左腰背部，向前屈曲位能减轻。腹痛还与酒精、药物依赖和心理等有关。腹痛原因复杂，目前确切机制尚不明确，可能与胰管或胰腺实质内压力增加、神经周围炎症、缺血、组织坏死、负反馈功能下降等有关，如若合并假性囊肿、十二指肠梗阻或胰管梗阻（狭窄、结石或继发肿瘤）等，腹痛会进一步加重。胰腺脂肪酶水平下降90%以上时会有脂肪泻、脂溶性维生素和维生素 $B_{12}$ 缺乏及体重下降等。

当胰腺外分泌功能受损时，患者表现为腹胀、脂肪泻、吸收不良及消瘦等症状。内分泌功能受损时，患者会出现糖尿病。相关的实验室检查包括血、尿淀粉酶测定、苯替酪胺试验实验、苯甲酰酪氨酰对氨基苯甲酸试验、糖耐量试验、胰高血糖素测定等。慢性胰腺炎急性发作时，血淀粉酶、尿淀粉酶浓度可一过性升高。内分泌功能受损时，胰高血糖素升高，血糖升高。

**（三）超声表现**

1.体积

慢性胰腺炎时，胰腺体积多数缩小，少数可以正常或增大（弥散性增大或局限性增大），形态僵硬，边缘不规则。

2.回声

内部回声粗糙，多数回声增高，有时可以回声减低，内部可见实质钙化或胰管结石的斑点状强回声，是慢性胰腺炎的重要诊断指标。

3.胰管

主胰管可以不均匀扩张，直径≥3 mm，粗细不均，典型者呈"串珠样"改变，管壁增厚毛糙，回声增强。钙化型胰腺炎常伴胰管内结石，胰管扩张较明显，梗阻型以轻中度扩张较常见。

4.假性囊肿

部分病例合并假性囊肿，可发生在胰腺内和胰周，圆形或类圆形，边界较清楚，囊壁较厚不规则，囊内可见点状回声。

5.肿块型

胰腺局部肿大，呈假肿物样低回声，形态多不规则，内部回声粗糙，可见斑点状强回声,回声可与胰腺其他部位回声相近。

### (四)超声造影表现

肿块型慢性胰腺炎,常规超声表现为胰腺的局限性增大伴有不规则低回声团块。这与胰腺癌不易鉴别,而超声造影可以对两者进行鉴别诊断。肿块型胰腺炎超声造影早期表现为局灶性增强,与周围实质增强程度相似;后期廓清时间也与胰腺实质一致。这是因为肿块型胰腺炎病灶内可有不同程度的间质纤维化和炎症细胞浸润,但病灶内微血管属于正常的组织血管,且未受破坏,其数量和分布与正常胰腺实质大致相同,所以病灶的增强多与正常胰腺组织同时增强,且增强程度无明显差别。胰腺癌超声造影多表现为增强强度低于胰腺实质的低增强病灶,造影剂廓清时间早于胰腺实质。

### (五)报告内容及注意事项

慢性胰腺炎的超声报告包括:胰腺体积、形态变化,内部回声是否粗糙,是否有实质钙化和胰管结石,主胰管是否扩张,是否有假性囊肿。

超声造影应重点描述肿块型胰腺炎的肿块与胰腺实质是否同步增强,二者增强强度是否一致,廓清时间是否一致。

有时肿块型胰腺炎与胰腺癌鉴别困难,必要时需行超声引导下穿刺活检术。

### (六)鉴别诊断

慢性胰腺炎的鉴别诊断主要为肿块型胰腺炎与胰腺癌鉴别:①前者胰管呈不规则串珠样扩张,胰管扩张及周围胰腺萎缩程度不如胰腺癌明显;②前者的肿块内多发无回声,为扩张的侧支胰管或小的假性囊肿;③前者可有胰管内结石或实质内钙化;④前者胆总管狭窄为渐进性,而后者多为突然截断。

## 三、自身免疫性胰腺炎

### (一)流行病学及病因

自身免疫性胰腺炎(aimmune pancreatitis,AIP)是由自身免疫介导、以胰腺肿大和胰管不规则狭窄为特征的一种特殊类型的慢性胰腺炎。病理表现为胰管周围淋巴细胞和浆细胞浸润、小叶间纤维化显著的慢性炎症,免疫组化有大量IgG4阳性细胞浸润,常伴有胰腺及周围闭塞性静脉炎。目前认为 AIP 是 IgG4相关系统性疾病在胰腺的表现,胰腺外的其他器官也可以受累,如干燥综合征、原发性硬化性胆管炎、原发性胆汁性肝硬化等。

AIP 多见于男性,男女比例约 2∶1。发病年龄范围较大,多发生在 40~

70 岁人群。日本报道的患病率为 0.82/10 万,占慢性胰腺炎的 2%～6%。AIP 的病因及发病机制尚不明确。AIP 患者血清中可检测到多种异常抗原抗体及升高的 γ-球蛋白,以及激素治疗对本病有效,提示自身免疫在 AIP 发病中有重要作用。也有人提出幽门螺杆菌参与激活 AIP 自身免疫过程。研究认为自身免疫性胰腺炎为一种 IgG4 相关的系统性疾病,2 型 T 辅助细胞和 T 调节细胞介导了大部分自身免疫性胰腺炎的免疫反应。IgG 及 IgG4 水平升高、多种自身抗体阳性及激素治疗有效反映了 AIP 发病的免疫机制。

### (二)临床表现

AIP 临床表现比较复杂,可以表现为急性、慢性胰腺炎的症状,包括梗阻性黄疸、不同程度的腹痛、后背痛、乏力、体重下降、脂肪泻等,40%～90% 的患者可以表现为胰腺外其他器官的症状,如泪腺唾液腺受累症状、胆管炎、胆囊炎、纵隔或腹腔淋巴结肿大、间质性肾炎、肺间质性纤维化、腹膜后纤维化、硬化性肠系膜炎、炎性肠病等,其中梗阻性黄疸可发生于 2/3 的患者。也有约 15% 的患者无临床症状。50%～70% 的患者合并糖尿病或糖耐量异常。实验室检查 γ-球蛋白及 IgG4 常明显升高,血清淀粉酶及脂肪酶轻度升高,CA19-9 一般不高,当 AIP 累及胆总管或合并胆管炎时,胆红素及转氨酶可相应升高。

### (三)超声表现

AIP 超声影像学表现分为弥散型(约占 70%)和局部型(约占 30%)。

(1)胰腺形态弥散型 AIP 呈弥散性肿大,典型表现为"腊肠样"改变。局灶型 AIP 表现为局灶性肿大,多位于胰头,可形态不规则、边界不清。

(2)胰腺回声弥散型 AIP 胰腺弥散性回声减低,回声增粗,内部可见纤维化样高回声斑点。局灶型 AIP 胰腺局部呈肿物样低回声,回声与胰腺实质相近,彩色多普勒内可见少许血流信号。

(3)主胰管弥散性变细或局限性狭窄,主胰管远端扩张;病变累及胆总管下段时,可出现局部陡然向心性狭窄,狭窄区较细长,胆管壁增厚,胆总管上段扩张及肝内胆管扩张。胰周可出现少量积液等。

### (四)超声造影表现

弥散型 AIP 的超声造影表现为增强早期和晚期均为弥散性、中等强度的增强。局灶型 AIP 的超声造影多表现为肿物与胰腺实质同步增强、同步减退,且呈均匀增强。

**(五)报告内容及注意事项**

AIP 的超声报告包括:胰腺是否有弥散性或局灶性肿大,胰腺回声是否减低、增粗,内部是否可见高回声斑点,主胰管是否有弥散性变细或局限性狭窄,病变是否累及胆总管,胆总管壁是否增厚或陡然向心性狭窄,是否有远端扩张。

AIP 的超声造影应重点描述弥散型 AIP 是否为增强早期和晚期均为弥散性、中等强度的增强,局灶型 AIP 是否为病灶与胰腺实质同步增强、同步减退。

依据 AIP 的典型超声表现及超声造影同步增强同步减退的表现,同时结合血清 IgG4 升高、自身抗体阳性、伴其他器官相应病变及激素治疗效果良好等有助于 AIP 的诊断,但有时仍与胰腺癌鉴别困难,必要时需行超声引导或超声内镜引导下穿刺活检术。

**(六)鉴别诊断**

弥散型 AIP 通过弥散性"腊肠样"肿大、回声弥散性减低等表现,与胰腺癌鉴别较容易。局灶型 AIP 与胰腺癌鉴别较困难,胰腺癌多为蟹足样浸润生长、胰管突然截断、狭窄远端明显扩张、远端胰腺可以萎缩、肝转移灶、转移性淋巴结等。有文献报道局灶型 AIP 假肿物内的高回声斑点具有特异性,有助于鉴别 AIP 与胰腺癌,高回声斑点可能是诸多被压缩的小胰管形成。超声造影也有助于鉴别 AIP 与胰腺癌。AIP 的实验室检查(血清 IgG4 升高、自身抗体阳性)、其他器官相应病变及激素治疗效果良好均对鉴别二者有重要帮助。

**四、嗜酸性胰腺炎**

**(一)流行病学及病因**

原发性嗜酸性胰腺炎极罕见,特征为胰腺实质明显的嗜酸性粒细胞浸润。原发性嗜酸性胰腺炎全身表现有外周血嗜酸性粒细胞升高、血清 IgE 升高及其他器官的嗜酸性粒细胞浸润。胰腺可肿大、萎缩或出现纤维化,可出现嗜酸性静脉炎,病变可导致肿块形成或胆总管阻塞。病理学表现为胰腺组织内有大量以嗜酸性粒细胞为主的炎性细胞的浸润,同时伴有组织纤维化,弥散性胰管、腺泡和间质嗜酸性粒细胞浸润伴发嗜酸性动脉炎和静脉炎。胰腺假性囊肿可见局部高密度嗜酸性粒细胞的浸润。除原发性外,嗜酸性胰腺炎常见于寄生虫感染、胰腺肿瘤、胰腺移植排斥反应、对药物(如卡马西平)的高敏感性、中毒、牛奶过敏等。目前此病的发病机制尚不清楚,多数学者认为嗜酸性胰腺炎发病可能与机体变态反应有关。糖皮质激素治疗后,胰腺影像学和血清学异常可得到改善。

嗜酸性胰腺炎因其发病隐匿,目前多为个案报道,缺乏流行病学资料。各年龄段皆可发病,以中老年多见,男女比例为 2 ∶ 1,既往有过敏史、哮喘病史者易患。另外,若新生儿的母亲为血糖控制不佳的糖尿病患者,该新生儿的发病风险也高于其他人群。

### (二)临床表现

嗜酸性胰腺炎临床表现主要取决于嗜酸性粒细胞的浸润部位。嗜酸性粒细胞可单独浸润胰腺,亦可同时合并胃肠道和全身其他脏器的浸润,包括心脏、皮肤、淋巴结等。由于胰腺的炎性肿胀可压迫和刺激胰腺包膜引起腹部疼痛,肿胀部位不同可诱发不同部位的疼痛,以右侧较多见,可向后背放射。胰头部位的肿胀还可影响胆汁和胰酶的排泄,部分患者甚至可诱发嗜酸性胰腺炎急性发作。持续的炎性反应还可引起胰胆管损伤等,部分患者可出现黄疸、瘙痒、消化不良等症状。少部分患者还有复发恶心、呕吐等症状,严重者出现心脏和呼吸道嗜酸性粒细胞浸润,可导致死亡。

### (三)超声表现

胰腺可以弥散性肿大或局限性肿大(以胰头肿大多见),回声减低,可伴胰周少量渗出。胰管全部或局部狭窄,可伴远端胰管扩张,也可出现胆管狭窄伴远端扩张。少数病例可见胰腺假性囊肿。

### (四)超声造影表现

弥散型嗜酸性胰腺炎的超声造影表现为弥散性、中等强度的增强。局灶型嗜酸性胰腺炎的超声造影多表现为肿物与胰腺实质同步增强、同步减退,且呈均匀增强。

### (五)报告内容及注意事项

嗜酸性胰腺炎超声报告包括:胰腺是否弥散性或局灶性肿大,回声是否减低,胰周是否有渗出,主胰管和胆总管是否有狭窄及远端扩张。

超声造影应重点描述是否为同步增强、同步减退及增强强度。

嗜酸性胰腺炎的超声表现不具有特异性,与其他类型的胰腺炎表现不易鉴别。内镜逆行胰胆管造影在嗜酸性胰腺炎的诊断中占有较重要的地位,超声内镜行组织穿刺可进行诊断。

### (六)鉴别诊断

主要与胰腺癌和自身免疫性胰腺炎鉴别。三者的临床症状和影像学表现较为相似。多数嗜酸性胰腺炎出现嗜酸性粒细胞增多、免疫球蛋白 IgE 升高,有过敏和哮喘病史、糖皮质激素治疗有效;自身免疫性胰腺炎多出现血清 IgG4 升高,自身抗体阳性等。另外肿瘤标记物、ERCP 检查等也有助于三者的鉴别诊断。病理组织学活检是三者诊断的金标准。

### 五、胰腺脓肿

#### (一)流行病学及病因

胰腺脓肿指来自腹腔内邻近胰腺部位的脓液积聚,可来源于胰腺局限性坏死液化继发感染,也可来自胰腺假性囊肿继发感染,是重症急性胰腺炎的严重并发症之一,通常在胰腺炎发病 4～6 周后形成,在重症急性胰腺炎中的发病率大约为 5%,国外报道胰腺脓肿的死亡率为 14%～54%,国内报道 12.2%～25%。脓肿好发于胰体和胰尾部,可为单腔或多腔,小者直径数厘米,大者可达 30 cm,可并发膈下脓肿、小网膜积脓和结肠坏死。传统治疗方法有经皮穿刺引流、外科手术等。

#### (二)临床表现

感染征象是常见的临床表现,急性胰腺炎患者若出现败血症表现,应高度警惕胰腺脓肿。胰腺脓肿可呈隐匿性或暴发性表现。患者原有症状、体征发生改变和加剧,表现为持续性心动过速、呼吸加快、肠麻痹、腹痛加剧,伴腰背部疼痛,外周血白细胞升高,患者有全身中毒症状,体温逐步上升,偶有胃肠道症状(恶心、呕吐及食欲缺乏等)。少数会出现糖尿病症状。上腹部或全腹压痛,脓肿较大时可触及包块。1/3～2/3 的患者可出现血清淀粉酶升高。可有肝功能损害,血清转氨酶和碱性磷酸酶升高。40%～48% 的患者可出现肾功能损害,血清尿素酶及肌酐增高。35% 患者有肺炎、肺不张、胸膜炎等表现。

#### (三)超声表现

脓肿前期,所累及的胰腺区域回声增强、增粗、不均,轮廓不清。继而转为急性期,脓肿边界模糊,中心有液性暗区。进入慢性期后,脓肿成熟,表现为胰腺周围或胰腺内无回声,边界不清,囊壁增厚不规则,无回声内可见随体位改变而浮动的点状回声,透声较差。脓肿中检出强回声气体时有特异性诊断价值,是产气菌感染的表现。彩色多普勒显示囊壁可见血流,内部脓液无血流信号。

#### (四)超声造影表现

多数胰腺脓肿表现为动脉期有环状厚壁高增强,囊壁不规则,内部为无增强的液化脓腔,也可表现为蜂窝状增强,内可见多处液化无增强区。

**(五)报告内容及注意事项**

胰腺脓肿的超声报告应包括脓肿形态、回声,内部是否有液化区,是否有不规则厚壁,彩色多普勒内部是否有血流,囊壁血流情况。

超声造影报告应包括是否有环状厚壁高增强或蜂窝状增强,内部是否有无增强的液化脓腔。

超声对胰腺脓肿的检出率约为 70%,有时不易鉴别胰腺脓肿、积液或假性囊肿,超声引导下脓肿穿刺、细菌培养有助于诊断,手术能明确诊断。

**(六)鉴别诊断**

胰腺脓肿应与胰腺假性囊肿鉴别,前者有脓肿前期至脓肿形成期的病程变化过程,脓肿形成后可见不规则厚壁,边界不清,内为无回声,透声差,有时内可见气体样回声,患者有发热、全身中毒症状、败血症等表现。假性囊肿多数边界较清楚,囊壁多数光滑,少数可厚薄不均、可见分隔或钙化,患者有急性胰腺炎病史。

# 第二节 胰腺非肿瘤性囊性病变

## 一、流行病学及病因

胰腺非肿瘤性囊性病变中,假性囊肿最常见,多继发于急性或慢性胰腺炎、胰腺外伤或手术,为胰液、渗出液和血液等聚积,刺激周围组织,继而纤维组织增生包裹而成,囊壁无上皮细胞覆盖。假性囊肿多位于胰腺的周围,少数位于胰内。

其他少见的胰腺非肿瘤性囊性病变包括先天性囊肿、潴留性囊肿、寄生虫性囊肿、淋巴上皮性囊肿和黏液性非肿瘤性囊肿等。这类囊肿囊壁来自腺管或腺泡上皮组织,一般体积较小,通常无症状,无须切除。先天性囊肿因胰腺导管、腺泡发育异常所致,多见于小儿,与遗传因素有关。潴留性囊肿由于胰腺炎症、胰管狭窄或梗阻而引起胰液在胰管内滞留而形成。胰腺寄生虫性囊肿主要为发生于胰腺的包虫囊肿,该病多见于肝,偶见于胰腺。胰腺淋巴上皮性囊肿极少见,多见于中老年男性,目前病因不明,病变通常位于胰周,内衬成熟的角化鳞状上皮,周围有独特的淋巴组织层。黏液性非肿瘤囊肿一般被覆单层柱状上皮,上皮细胞顶端富含黏液,无任何肿瘤特征,与导管不相通。

## 二、临床表现

胰腺假性囊肿多发生于急性胰腺炎发作 4～6 周以后,也可继发于慢性胰腺炎、胰腺外伤或手术。其他少见的胰腺非肿瘤性囊性病变一般无症状,多属偶然发现。部分患者可出现上腹痛、腹胀,当囊肿增大到一定程度会出现周围脏器压迫症状,如梗阻性黄疸。

## 三、超声表现

### (一)假性囊肿

假性囊肿位于胰腺内部或周围,单发或 2～3 个,大小不等,呈类圆形或不规则形,囊壁较厚,可有分隔,无并发症者通常囊液清晰,合并坏死或继发感染者内部可见点片状中低回声,彩色多普勒显示囊腔内无血流信号。假性囊肿患者可能伴有胰腺炎及周边血管、组织受损等相关的影像学表现。囊肿可压迫及挤压周围器官,并与周围器官粘连,引起相应临床症状及超声表现。假性囊肿自发破裂时,患者突然腹痛,超声显示囊肿变小,壁不完整及腹水。

### (二)先天性囊肿

胰腺实质内单发或多发的无回声,呈圆形或椭圆形,边界清晰,壁薄,后壁回声增强。体积小,常合并肝、肾、脾等囊肿。

### (三)潴留性囊肿

胰腺实质内无回声,位于主胰管附近,多为单发,体积不大。有时超声可见囊肿与胰管相通。有时可见胰腺结石、钙化等慢性胰腺炎的超声表现。

### (四)寄生虫性囊肿

如包虫性囊肿,典型者囊壁较厚、表面光滑,后方回声增强。部分囊内可见子囊和头节,声像图上头节表现为多发的团状、点状强回声,子囊可有囊中囊表现。

### (五)淋巴上皮性囊肿

淋巴上皮性囊肿常位于腺体边缘的胰腺实质内,无或低回声,呈圆形,边界清晰,常为多房,后方回声稍增强。

### (六)黏液性非肿瘤性囊肿

黏液性非肿瘤性囊肿多呈圆形或类圆形单个囊腔,壁薄,边界清楚,内无分隔。黏液性囊肿与黏液性囊性肿瘤有时难以鉴别诊断。

#### 四、超声造影表现

胰腺非肿瘤性囊性病变超声造影囊腔全期无增强,囊壁和分隔光整,无增强壁结节。

#### 五、报告内容及注意事项

超声报告应包括:病灶的数目,位置,大小,描述囊壁及囊内回声。注意扫查时应细致、全面,尽可能清晰显示胰腺结构及其与周边组织的毗邻关系,避免漏诊较小的囊肿及位于胰周的假性囊肿。准确的定位诊断需仔细观察囊肿与胰腺的相对位置关系,观察深呼吸时两者是否有相对运动。

#### 六、鉴别诊断

胰腺假性囊肿与其他胰腺非肿瘤性囊性病变的鉴别:前者有胰腺炎、胰腺外伤或手术史,囊壁较厚,囊液欠清晰;后者一般无相应临床病史,体积较小,壁薄,囊液清。

胰腺非肿瘤性囊性病变需与胰外囊肿鉴别:胰头部者应与胆总管囊肿、肝囊肿及右肾囊肿相鉴别;胰体部者应与胃内积液、网膜囊积液相鉴别。胰外囊肿包膜与胰腺被膜不相连,深呼吸时囊肿运动与胰腺运动不一致,可帮助鉴别。

胰腺非肿瘤性囊性病变还需与胰腺脓肿鉴别:后者无回声内可见随体位改变浮动的低、中、高强度的点片状回声,其壁厚、粗糙、不规则,囊液透声较差。胰腺脓肿与典型的非肿瘤性囊肿不难鉴别,但与合并感染的囊肿很难鉴别,超声引导下穿刺有助于明确诊断。

囊液透声较差的胰腺非肿瘤性囊性病变需与胰腺囊腺性肿瘤鉴别:后者囊壁厚而不规则,内部可见实质成分,部分可见壁上结节,囊液透声性较差,彩色多普勒于实性成分内可探及较丰富的血流信号。

# 第三节　胰腺肿瘤

### 一、胰腺浆液性囊性肿瘤

#### (一)流行病学及病因

浆液性囊性肿瘤(serous cystic neoplasm,SCN)通常发生于50~60岁女性,

最常见的是浆液性囊腺瘤(serous cystadenoma,SCA),多孤立发生,约占胰腺囊性病变的 20%;在 Von Hippel-Lindau(VHL)患者中,病变呈多灶性。多数浆液性囊性肿瘤为微囊型浆液性腺瘤,其他少见病变有大囊型、实体型、VHL 相关型等。大囊型浆液性囊性肿瘤通常位于胰头部,男性多见。研究表明,少于 5% 的 SCA 有局部浸润性,侵袭周围组织或血管,或直接延伸到胰周淋巴结;极少数病例可发生转移,表现为浆液性囊腺癌。

**(二)临床表现**

SCA 多见于胰腺体尾部,其大小差异较大,多为偶然发现,通常零星发生,增长缓慢。患者以腹部包块、腹胀或非特异疼痛为主要症状。症状随肿瘤增大逐渐加重,餐后为著,服药无缓解。

即使肿瘤很大,SCA 通常也是非浸润性的,挤压而不是侵犯邻近结构,因此,胆道梗阻是 SCA 的罕见并发症。

**(三)超声表现**

典型微囊型 SCA 可表现为分叶状囊性肿物,呈多房或蜂窝状无回声,囊壁及分隔薄,囊腔小(<2 cm),囊内分隔向心性分布,部分病例肿块中央可探及实性回声的中央瘢痕区和钙化。彩色多普勒可探及显示囊壁、分隔及中央瘢痕内的血管分布。

胰体部囊性占位,边界清晰,呈分叶状,内可见纤细分隔。

极度微囊化的 SCA 少见,超声难以分辨其小的囊腔,二维超声类似于实体肿块的高回声或低回声病灶,边界清,透声好,瘤体后方回声增强;彩色多普勒可探及较丰富的血流信号。

大囊型浆液性囊性肿瘤胰头部多见,囊腔直径一般>2 cm,数量有限,也可呈单室型。

浆液性囊腺癌,临床少见,多表现为类实性血供丰富的占位,与微囊型 SCA 相似,但可转移到胃和肝或出现周围组织的浸润。

**(四)超声造影表现**

SCA 超声造影增强水平与胰腺实质接近,造影剂到达肿瘤后囊性结构显示更加清晰,囊壁及囊内分隔动脉期呈蜂窝状高增强,囊壁薄,几乎无乳头状隆起,静脉期呈低增强。极度微囊化的 SCA 造影表现类似于血供丰富的实体病变。

**(五)报告内容及注意事项**

SCA 的超声报告包括病灶的位置,大小,是否有分隔,囊腔大小,囊壁及分隔是否增厚,内壁是否光滑,是否有乳头样突起,主胰管是否扩张,是否有周边浸润现象;彩色多普勒还可显示病灶内是否有血流信号,周边血管是否有受侵征象等内容。超声造影则应重点描述病灶的边界,囊壁是否光滑,壁上有无结节状增强,囊壁、分隔及乳头状突起的增强及减退方式。

超声检查是评估及随访胰腺囊性病灶的首选方法。典型微囊型 SCA 的特点是有一个中央纤维瘢痕,这在 CT 和 MRI 中可以清楚地观察到。MRCP 能清晰地显示病变与胰管的关系。超声造影技术有时能比其他影像学检查更好地显示病变内的增强模式,观察到特征性的中央纤维瘢痕。多种影像学方法相结合更有助于判断病灶性质。

**(六)鉴别诊断**

1.SCA 需与其他胰腺囊性病变相鉴别

(1)黏液性囊性肿瘤:需与大囊型 SCA 相鉴别。前者患者女性为主,病变通常位于胰腺体尾部,内部结构复杂,透声差,有附壁乳头样结构。外围的蛋壳样钙化是特征性征象。

(2)胰腺假性囊肿:患者多有过胰腺炎、外伤史或手术史,囊液透声性好;囊内容物可因存在坏死组织碎片而变得回声杂乱,超声造影无增强。

(3)胰腺导管内乳头状黏液性肿瘤:患者以老年男性为主,病变声像图表现为多房囊性、囊性为主囊实性或者实性病变内见小囊腔,胰管明显扩张,病变与扩张胰管相连。

2.极度微囊型 SCA 需与以下疾病相鉴别

(1)神经内分泌肿瘤:二维超声中均表现为实体病变,超声造影、增强 CT 均表现为富血供病变,较难鉴别。MRI 和 MDCT 对其有较好的鉴别作用。此外对于功能性神经内分泌肿瘤,如胰岛细胞瘤、胃泌素瘤等,患者有高胰岛素、胃泌素相关的临床症状和血液检查表现,也可起到鉴别的作用。

(2)浆液性微囊型囊腺癌:多表现为血供丰富的类实性占位,但可转移到胃和肝或出现周围组织的浸润。

**二、胰腺黏液性囊性肿瘤**

**(一)流行病学及病因**

黏液性囊性肿瘤(mucinous cystic neoplasm,MCN)约 95% 见于女性,患者平均年龄 40～50 岁,约占所有胰腺囊性病变的 10%。2010 年 WHO 胰腺肿瘤分类对 MCN 的定义为:囊性上皮性肿瘤,与胰腺导管系统不相通,可产生黏液,周围有卵巢样间质。MCN 覆盖从良性的黏液性囊腺瘤到黏液性囊性肿瘤伴相关浸润癌的系列病变,1/3 的 MCN 伴有浸润性癌。其恶性病变多为囊腺瘤恶变而来,恶变风险随体积增大而加大。肿瘤进展缓慢,恶变时间一般较长,与浸润性癌相关 MCN 患者通常比非侵袭性 MCN 患者大 5～10 岁。

### (二)临床表现

MCN 的临床表现主要取决于肿瘤的大小,通常为无症状的"偶发瘤",多为胰腺体尾部大体圆形的囊性病变。MCN 很少有症状,当显著增大时可因压迫出现腹部疼痛或腹部不适等症状。

胰头部肿瘤相对少见,症状出现较早,可压迫消化道引起梗阻,压迫胆总管下段,出现肝大、胆囊肿大、梗阻性黄疸等。

胰腺黏液性囊腺癌可侵犯邻近器官组织,如胃、十二指肠、结肠等,引起相关症状。但肿瘤生长、浸润缓慢,远处脏器转移较晚。肿瘤预后与浸润性成分的位置密切相关。

### (三)超声表现

MCN 可表现为类圆形或分叶状肿物,以囊性为主,整体回声较低,单腔或少腔(一般不＞6 个囊腔),囊腔可因黏液或出血而透声性较差,呈现为不均质的低回声,囊壁厚薄不均,厚壁部分＞2 mm,内壁欠平整,壁及分隔上可有钙化或乳头状突起。非均质的内部回声影响病变分隔及壁上突起结节的显示。彩色多普勒超声显示囊腺瘤囊壁、分隔及乳头状结构内可见少量动脉血流信号。

病变与胰管不相通,通常不会引起胰管扩张,部分患者可有胰管的轻度扩张。由于肿瘤多生长在体尾部,常不压迫胆管,肿瘤较大时才有胆道梗阻的表现。

一项关于 163 例手术切除胰腺黏液性肿瘤的研究表明,恶性病变者多直径＞4 cm 或有乳头状突起。边界模糊,囊壁或分隔厚薄不均,囊内实性成分增多均为恶性病变的预测因素。此外,恶性病变可向邻近器官浸润性增长,引起周围淋巴结肿大。彩色多普勒超声显示实性成分血供较丰富,当肿瘤侵犯周围血管时,可出现相应的超声表现。

### (四)超声造影表现

将黏液性肿瘤与非黏液性肿瘤相鉴别是诊断的重点,多数黏液性囊腺瘤/癌内部实质与周围胰腺组织同时均匀增强,内部均见囊性无增强区,动脉期增强程度等于或稍高于胰腺实质。囊腺瘤边界清晰,囊壁较厚,囊内分隔较薄,静脉期增强程度稍低于胰腺实质。囊腺癌边界模糊,囊壁较厚,囊内分隔亦较厚,壁上可见乳头状增强灶,增强消退较快,静脉期增强程度低于胰腺实质

### (五)报告内容及注意事项

MCN的超声报告包括病灶的位置,大小,内部有无分隔,囊壁及分隔是否增厚,内壁有无实性乳头样突起及其大小和形态,主胰管是否扩张,病灶与主胰管的关系,是否有周边浸润和周围淋巴结肿大等现象;彩色多普勒还可显示病灶囊壁、分隔及突起的血供情况,周边血管是否有受侵征象等。超声造影则应重点描述病灶的边界,囊壁是否光滑,壁上有无结节状增强,囊壁、分隔及乳头状突起的增强及减退方式。

超声检查是评估及随访胰腺囊性病灶的首选方法,但囊腔内部回声可因出血或囊液流失变得复杂,影响囊内分隔及乳头样突起的显示。增强CT及MRI能全面显示病灶,CT检查能显示MCN特征性的外围蛋壳样钙化。内镜超声可以近距离观察胰腺占位复杂的内部结构,如分隔及囊内乳头样突起。MRCP能清晰地显示病变与胰管的关系。超声造影技术可消除囊内黏液、凝血块、组织碎片的影响,对囊内分隔及乳头样突起的检出率明显优于灰阶超声,有时能比其他影像学检查更好地显示病变内的增强模式。多种影像学方法相结合更有助于准确判断病灶的性质。

此外,可行超声引导下囊肿穿刺、抽吸,囊液分析可以区分肿瘤是否产生黏蛋白、有无脱落的异型恶性肿瘤细胞、囊液淀粉酶和肿瘤标记物高低等。MCN囊液黏度大、CEA水平升高,可与多种疾病进行鉴别。

### (六)鉴别诊断

MCN有潜在恶性风险,即使病变生长缓慢且无临床症状也有手术指征,因此需与其他胰腺非黏液性囊性病变相鉴别。

#### 1.胰腺浆液性肿瘤

MCN需与大囊型胰腺浆液性肿瘤相鉴别。大囊型胰腺浆液性肿瘤患者以男性多见,无CEA的升高;病变多位于胰头部,囊液透声性一般较好,囊壁薄且光滑,无明显乳头状突起。

#### 2.胰腺假性囊肿

患者多有过胰腺炎、外伤或手术史,囊壁无乳头状突起,囊液透声性好;囊内容物可因坏死组织碎片而回声杂乱,行超声造影检查内容物无增强。

#### 3.胰腺包虫囊肿

包虫囊肿以肝脏多见,也可出现在胰腺内,表现为囊壁回声增高、光滑,囊内

可见囊砂或子囊,无乳头状突起。

4.胰腺导管内乳头状黏液性肿瘤

患者多为老年男性,病变声像图表现为多房囊性、囊性为主囊实性或者实性内见小囊腔,胰管明显扩张,病变与扩张胰管相连。

5.胰腺癌或胰腺神经内分泌肿瘤囊性变

病变表现复杂多样,可行超声引导囊液抽吸,检查囊液内是否有恶性脱落细胞、是否有黏蛋白、囊液 CA19-9、CEA 等指标的高低。

### 三、胰腺导管内乳头状黏液性肿瘤

#### (一)流行病学及病因

胰腺导管内乳头状黏液性肿瘤(intraductal papillary mucinous tumor or neoplasm of the pancreas,IPMT or IPMN)由世界卫生组织(World Health Organization,WHO)在 1996 年正式定义,这是一类自良性腺瘤到交界性肿瘤、原位癌、浸润性腺癌逐渐演变的疾病,其特点为胰腺导管上皮肿瘤伴或不伴乳头状突起并产生大量黏液造成主胰管和/或分支胰管的囊性扩张。其病灶主要位于胰管内,产生大量黏液并滞留于胰管内,十二指肠乳头开口扩大伴胶冻样物附着。IPMN 转移浸润倾向较低,手术切除率高,预后较好。

近年来,本病发生率逐年提高,据 Furuta 的统计,IPMN 占临床诊断的胰腺肿瘤的 7.5%,占手术切除胰腺肿瘤的 16.3%。

IPMN 病变可累及胰管的一部分或整个胰管,位于胰头者占 60%,体尾者占 40%。在临床中分为分支胰管型(50%~60%)、主胰管型(40%~50%)及混合型。分支型者 5 年癌变率约为 15%,而主胰管型者 5 年癌变率约为 60%。

#### (二)临床表现

IPMN 患者多为老年男性,可有程度不等的上腹不适等临床症状,部分病例还伴有或曾出现胰腺炎的症状,可能是稠厚的黏液部分或完全阻塞胰管造成的。这种慢性持续阻塞还会造成胰腺实质功能的破坏,从而出现糖尿病、脂肪泻等较严重的临床表现,多见于恶性 IPMN。IPMN 患者还可能出现黄疸,这是因为恶性者可能出现胆管浸润及胆管梗阻,而良性者也可能由于大量黏液阻塞乳头部或形成胆管窦道而阻塞胆管。部分患者无明确临床症状,通常为肿瘤分泌黏液的功能尚不活跃和/或生长部位远离胰头。

#### (三)超声表现

IPMN 病灶均与扩张的胰管相连或位于其内,绝大多数胰管扩张明显,但不是所有病灶超声均能显示其与导管相连。病变可表现为：①呈多房囊性或囊性为主的囊实性病灶突向胰腺实质；②扩张胰管内见中等回声或低回声；③病灶呈中等回声或低回声，内见少许不规则小无回声。

超声显示病灶呈分叶状囊实性结构，病灶侵及的主导管（黄色箭头）及分支导管（蓝色箭头）均明显扩张，彩超显示囊壁及附壁结节上均探及略丰富血流信号，为混合型

彩色多普勒超声于恶性病灶内常可探及较丰富的血流信号，良性病灶内绝大多数难以探及血流信号。

经腹超声可显示胰腺内扩张的导管及其内或与其相连的囊性或囊实性病灶，为诊断及分型提供可靠的信息。主胰管宽度≥7 mm、病灶≥30 mm、有附壁结节均为恶性的预测因素。

根据影像学资料的IPMN分型在临床应用中尤为重要，通常认为主胰管型及混合型多为恶性，分支型恶性发生率较低（6％～51％），但当后者显示出一些可疑征象，如病灶直径＞3 cm、附壁结节、主胰管直径＞6 mm、细胞学检查阳性以及出现临床症状时应考虑恶性病变的可能。

### (四)超声造影表现

附壁结节的判断目前仍是IPMN超声诊断中的难点，主要是一些小结节与黏液结节难以区分，超声造影可显示IPMN内的分隔和乳头状突起的强化，对壁结节超声造影的量化分析有助于其鉴别诊断。然而其可靠的诊断还需依据肿瘤与胰管相通，超声造影对一些病例也可更好地显示病灶与主胰管的关系。

### (五)报告内容及注意事项

IPMN的超声报告包括：病灶的位置，大小，内部有无实性乳头状突起，主胰管是否扩张，病灶与主胰管的关系，是否有周边浸润现象，彩色多普勒显示病灶内是否有血流信号，周边血管是否有受侵征象。

超声造影则应重点描述病灶的边界，囊壁是否规则，壁上有无结节状增强，病灶与主胰管的关系。

经腹超声和CT对于全面显示病灶有一定优势，但对于分支型的小囊性病灶和附壁结节的敏感性不及磁共振胰胆管显像（MRCP）和内镜超声；ERCP虽然也是本病重要的诊断方法之一，但在部分病例中受黏液的干扰难以显示导管扩张及病灶全貌。因此，多种影像学方法相结合更有助于准确判断病灶的性质。

此外，IPMN患者发生胰腺外肿瘤的比例较高（23.6％～32％），但与IPMN

的良恶性无明显相关。因此,对 IPMN 患者应注意对其他脏器的全面检查。

### (六)鉴别诊断

IPMN 的诊断需与胰腺黏液性囊腺性肿瘤相鉴别,二者均产生大量黏液,但后者常见于围绝经期妇女,多位于胰腺体尾部,具有较厚包膜,内部有分隔,通常为大囊(>2 cm)或多囊状结构,壁及分隔上可见钙化或乳头状突起,很少与胰管相通连,囊腔可因黏液或出血而透声性较差,胰管无扩张或可见受压移位。

IPMN 还需与慢性胰腺炎鉴别,因前者常伴有胰腺炎的症状,也会出现胰腺实质萎缩及导管扩张,易误诊为慢性胰腺炎。但慢性胰腺炎很少见到囊性占位以及囊性占位与胰管相通的现象,同时,慢性胰腺炎可见胰腺实质的钙化和/或胰管内结石。

## 四、胰腺实性假乳头状瘤

### (一)流行病学及病因

胰腺实性假乳头状瘤(solid-pseudopapillary tumor or neoplasm of the pancreas,SPTP or SPN)自 1959 年由 Frantz 首次报道后,曾以胰腺乳头状囊性肿瘤、胰腺乳头状上皮肿瘤、胰腺实性乳头状上皮性肿瘤、囊实性腺泡细胞瘤等命名。为充分地描述该肿瘤的主要特征,WHO 将该病命名为胰腺实性假乳头状瘤。SPTP 占胰腺原发肿瘤的0.13%～2.7%,占胰腺囊性肿瘤的 5.5%～12%。SPTP 具有明显的年龄和性别倾向,好发于年轻女性(20～30 岁)。目前,WHO 将该病中的大部分病例归于交界性或有一定恶性潜能的肿瘤,其组织学来源尚未明确。该病转移浸润倾向较低,手术切除率高,预后较好。

### (二)临床表现

SPTP 的临床表现多无特异性,主要症状为中上腹不适、隐痛,部分伴恶心、呕吐。部分患者于体检时偶然发现。与其他胰腺恶性肿瘤不同,黄疸、体重减轻、胰腺炎十分少见,仅见于不到12%的 SPTP 患者。实验室检查包括消化道常用肿瘤标志物,如 CEA、CA19-9、CA242、CA724 等多在正常范围内。

### (三)超声表现

胰腺实性假乳头状瘤可发生于胰腺的任何部位,但胰腺体尾较多见。肿瘤大多体积较大,形态较规则,边界较清晰,常伴出血坏死,由于出血坏死成分所占比例不一,肿块声像图可表现为囊性、囊实性或实性。SPTP 大多呈外生性生长,9%～15%的病例会出现转移或局部侵犯。病变可表现为:①体积小者多以实性为主,呈低回声,边界清;②体积大者囊性坏死改变更明显,多为囊实性,部分可呈高度囊性变,仅在囊壁上残余薄层肿瘤组织。

胰腺实性假乳头状瘤可有钙化,多为粗大钙化,可发生在肿瘤的周围呈蛋壳状也可在肿瘤内部呈斑块状。肿块引起胰管及胆管扩张比例小且程度相对低。肿块多挤压周围的组织结构,而无明显侵犯。部分病灶彩色多普勒血流成像可探及肿块边缘或内部血流信号。有学者认为彩色多普勒表现与肿瘤大小、囊性变的程度、良恶性无明显联系。

**(四)超声造影表现**

动脉期多见造影剂不均匀充填。肿瘤的包膜呈环状增强,病灶内部呈片状等增强或低增强,部分可见分隔样强化。静脉期造影剂大多快速减退,病灶呈低增强。病灶内出血坏死的囊性区域则始终显示为无增强区。

**(五)报告内容及注意事项**

SPTP 的超声报告包括:病灶的位置,大小,边界是否清晰,内部是否有无回声区,是否有钙化,彩色多普勒显示病灶内是否有血流信号,周边组织或血管是否有受侵征象。

超声造影则应重点描述病灶周边是否有环状强化,病灶内是否有始终无增强的区域。

胰腺为腹膜后器官,经腹部超声检查时容易受到上腹部胃肠道气体的干扰,而且 SPTP 大多呈外生性生长,部分肿瘤的定位诊断较困难。通过胃十二指肠水窗法、改变体位,或通过脾脏做透声窗观察胰腺尾部,尽可能清晰显示胰腺结构及其与周边组织的毗邻关系,以便于更准确判断肿瘤的来源。SPTP 发病率较低,目前人们对其认识仍不足,各种术前影像学检查误诊率均较高。一般对于年轻女性,具备以上超声表现者,应考虑到本病的可能。

**(六)鉴别诊断**

SPTP 需与囊腺瘤、囊腺癌相鉴别:两者均以囊实性表现多见,相对而言,实性假乳头状瘤实性成分较多。囊腺瘤、囊腺癌多见于中老年女性,部分壁及分隔上可见乳头状突起。

SPTP 还需与无功能性胰岛细胞瘤鉴别:后者多见于中老年人,实性多见,内部回声较为均匀,钙化较少见,实质成分血流较丰富,出血囊性变者与 SPTP 鉴别较困难。

部分以实性表现为主的 SPTP 需与胰腺癌鉴别:胰腺癌肿物形态多不规则,

与周围组织分界不清,较易引起胰管、胆管的扩张。鉴别要点是胰腺癌具有浸润性的生长特点。

SPTP 还需与胰腺假性囊肿鉴别:后者多有胰腺炎或外伤、手术史,声像图一般为典型囊肿表现,囊壁较厚,囊内可由于出血、感染等出现回声,类似 SPTP 的声像图表现,但囊内实际为沉积物,而并非实性成分,超声造影可提供较可靠的鉴别信息。

### 五、胰腺导管腺癌

#### (一)流行病学及病因

胰腺导管腺癌(pancreatic ductal adenocarcinoma,PDAC,以下简称"胰腺癌")是恶性度最高、起病隐匿的肿瘤之一。在恶性肿瘤病死率中居第 4 位,5 年生存率仅 8%。

胰腺癌的早期症状不明显,且无法确诊,大部分发现时已进入晚期,仅有 20% 的患者适合手术,可行手术切除患者的中位生存时间为 12.6 个月,未行手术切除患者的中位生存时间为 3.5 个月,因此对胰腺癌的早期诊断显得尤为重要。

#### (二)临床表现

早期症状不明显,且无特异性,仅表现为上腹轻度不适或隐痛。进展期胰腺癌最常见的三大症状为腹痛、黄疸和体重减轻。

1.腹痛

腹痛是胰腺癌的常见或首发症状,早期腹痛较轻或部位不明确,易被忽略,至中晚期腹痛逐渐加重且部位相对固定,常伴有持续性腰背部剧痛。

2.黄疸

黄疸是胰头癌的突出症状,约 90% 的胰头癌患者病程中出现黄疸。约半数患者以黄疸为首发症状,随黄疸进行性加深,伴皮肤瘙痒、茶色尿、陶土便。

3.体重减轻

体重减轻虽非胰腺癌的特异性表现,但其发生频率甚至略高于腹痛和黄疸,故应予以重视,特别是对不明原因的消瘦。

4.消化道症状

胰腺癌患者最常见的消化道症状是食欲减退和消化不良,患者常有恶心,呕吐和腹胀,晚期可有脂肪泻。

5.其他表现

部分胰腺癌患者有持续或间歇性低热,有时出现血栓性静脉炎。

**(三)超声检查适应证**

(1)上腹不适或常规体检者,需了解胰腺情况。是发现胰腺肿瘤、胰腺炎的首选检查方法。

(2)胰腺局灶性病变的定性诊断,鉴别肿块的性质。

(3)临床症状疑似胰腺肿瘤或实验室相关肿瘤标志物升高的病例。

(4)黄疸查因和不明原因的胰管扩张、胆管扩张。

(5)闭合性腹部外伤,疑存在胰腺损伤者。

(6)胰腺移植,全面评估供体血管通畅性和灌注情况,以及随访中出现的异常病变。

(7)胰腺癌局部动脉灌注化疗、局部放疗、消融治疗、注药治疗后等评价疗效。

**(四)超声检查观察内容**

超声要注意胰腺癌的直接征象(如:胰腺外形、轮廓及内部回声变化,胰腺内肿块)和间接征象(如:胰、胆管扩张,血管受压移位、变窄,周围脏器移位受侵犯,淋巴结转移、肝转移)。

1.胰腺大小及外形变化

胰腺大小及外形变化是影像学最易发现的征象。胰腺局限性肿大,局部膨隆,形态僵硬。

2.胰腺内肿块

直径<2 cm肿块超声多表现为较均匀低回声,无包膜。随肿块增大,内部回声不均匀,可合并液化、钙化。肿块轮廓不清,形态不规则,浸润生长,后方回声衰竭。CDFI:典型胰腺癌为少血供肿瘤,少数胰腺癌病灶内部或边缘可见短条状血流。

3.胰、胆管扩张

胰腺癌在发病全过程中,60%～90%的病例出现梗阻性黄疸,胰头癌则更多,胰管全程扩张。癌灶位于胰腺体尾部时,胰管可无扩张。

4.胰周血管受压或受侵

胰周血管受侵是胰腺癌不可切除的主要原因之一。胰腺周围大血管较多,肿瘤较大或外生性生长时,相邻大血管可被推移、挤压变形,或被肿瘤包绕,甚至在管腔内见实性回声。

**5.周围脏器受侵**

易受侵的脏器为脾、胃、十二指肠等。脏器与胰腺之间的脂肪间隙消失,脏器表面正常高回声浆膜界面连续性中断。

**6.淋巴结转移**

胰周见到直径>1 cm 的低回声淋巴结时,应考虑区域淋巴结转移的可能。

**7.肝转移**

肝脏是胰腺癌最常见的转移部位,由于肝转移瘤的诊断直接影响到治疗方案的制订和对预后的估计。因此,胰腺癌超声检查时,应同时重点检查肝脏。

**(五)超声造影表现**

目前超声造影多使用第二代超声造影剂声诺维,即六氟化硫微泡。欧洲医学和生物学超声协会发布的超声造影指南已经明确超声造影在淋巴结、胃肠道、胰腺、脾脏及肝胆系统疾病的诊断与鉴别诊断中的价值。

与周边正常的胰腺实质相比,多数胰腺癌呈不均匀低增强,少数呈等增强。D'Onofrio 等从 6 个中心选择了 1 439 例胰腺占位性病变患者,其中实性病变 1 273 例,将患者超声造影结果与病理诊断比较。超声造影判断胰腺癌标准为:静注造影剂后病灶增强程度低于周围正常组织,结果显示超声造影诊断胰腺癌准确率为 87.8%。胰腺癌病灶内的造影剂退出明显早于胰腺实质,渡越时间短于胰腺实质。这与肿瘤内部结构异常、血管迂曲及动静脉瘘形成有关。病灶内部出现液化坏死时,可出现局部造影剂充盈缺损。

**(六)报告内容及注意事项**

超声报告应涵盖上述胰腺癌直接及间接超声征象所涉及的方面。包括:胰腺形态、大小、整体回声;胰腺肿块部位、大小、内部及后方回声、边界、形态及血流情况;胰、胆管有无扩张,判断梗阻部位;胰周大血管及脏器有无受侵;胰周、腹膜后有无肿大淋巴结;肝脏有无可疑转移灶。

经腹超声具有简便易行、经济及无创等优点,常用于筛查胰腺占位性病变。然而,经腹超声存在很多局限:①绝大多数胰腺实性占位表现为低回声或者混合回声,故对于病变良、恶性鉴别诊断价值有限。②胰腺位于后腹膜腔,解剖位置深,易受胃肠道气体、肥胖等因素影响,常规超声容易漏诊小胰腺癌(特别是直径<1 cm 者),以及胰腺钩突、胰尾肿块。必要时可采取加压、改变体位或饮水,使胃充盈,以此作为声窗,改善胰腺的显示。③老年人胰腺萎缩,脂肪变性,胰腺体

积小而回声高,因此,当老年人胰腺饱满,回声较低时,应予以注意。④部分胰腺癌仅表现为外形僵直或外形增大、局部膨隆,肿块与胰腺实质回声接近时,应高度重视,此时可行超声造影,并结合CT动态增强薄层扫描。⑤个别全胰腺癌可仅表现为胰腺弥散性增大、回声不均、边界不整,各部比例正常,容易漏诊。⑥胰腺癌血供较少,故彩色多普勒超声往往难以显示血流信号,但是,可以作为与其他胰腺实性占位相鉴别的手段,如胰腺神经内分泌肿瘤,因为后者多数为多血供肿瘤。

### (七)鉴别诊断

1.肿块型胰腺炎

该病与胰腺癌均以胰头多见。肿块型胰腺炎典型超声表现为:病灶内部为低回声,可有钙化,后方回声衰减不明显,病灶边界不清,胰管可穿过肿块,呈串珠状扩张,有时可见结石。肿块型胰腺炎超声造影动脉期表现为缓慢、弥漫增强,与周围胰腺实质增强模式及程度相似,呈"实质样"增强,静脉期造影剂退出速率与周围胰腺相似。

2.胰腺囊腺癌

当囊腺癌以实性为主时需与胰腺癌鉴别。以实性为主的囊腺癌回声较高,透声好,后方衰减不明显或增强,不伴导管扩张,病灶内血流较丰富。超声造影可见蜂窝状增强、囊壁及分隔强化或内部结节样强化。

3.胰腺神经内分泌肿瘤

胰腺神经内分泌肿瘤较少见,分为功能性与无功能性,其中以胰岛细胞瘤最常见。功能性神经内分泌肿瘤有典型的内分泌症状,但是因为肿瘤较小,经腹超声难以显示。无功能性神经内分泌肿瘤由于患者无症状,发现时肿瘤较大。神经内分泌肿瘤较小时,边界清,形态规则,内部呈较均匀低回声,病灶较大时内部回声不均,可见液化区。彩色多普勒超声显示肿瘤内部血流信号较为丰富。超声造影多表现为动脉期的高增强,静脉期的快速退出而呈轻度低增强。大的无功能性神经内分泌肿瘤因坏死和囊性变可表现为不均质高增强。

4.壶腹周围癌

由于肿瘤部位特殊,病灶较小即出现胆道梗阻,临床出现黄疸,超声表现为胆管扩张。肿瘤位于管腔内,可呈等回声或高回声。胰管无明显扩张。

5.腹膜后肿瘤

病灶位置较深,位于脾静脉后方,与胰腺分界较清晰,不伴胰、胆管扩张。

### 六、胰腺腺泡细胞癌

#### (一)流行病学及病因

胰腺腺泡细胞癌(pancreatic acinar cell carcinoma,PACC)是一种临床罕见的恶性肿瘤,来源于腺泡。虽然胰腺中 80% 以上的组织由腺泡细胞构成,仅 4% 的组织由导管上皮构成,但 PACC 的发病率远低于导管腺癌,仅占胰腺癌的 1%~2%。有研究表明,可能与 microRNA 表达的改变和胰腺腺泡的瘤性转化及恶性转变相关。大约 1/3 的腺泡细胞癌中可有散在的神经内分泌细胞标记物的阳性表达,当表达超过 30% 时,则称为混合型腺泡-内分泌癌(mixed acinar endocrine carcinoma,MAED),由于其病理学和生物学行为与腺泡细胞癌相似,因此被认为是后者的一个亚型。

本病预后较差,易早期转移至局部淋巴结和肝。中位生存期约为 18 个月,1 年生存率为 57%,3 年生存率为 26%,5 年生存率为 5.9%,介于胰腺导管腺癌和胰腺神经内分泌肿瘤之间,优于导管腺癌的 4%,因此早期确诊并积极手术治疗可以改善预后。

#### (二)临床表现

与导管腺癌的发病高峰年龄在 60~70 岁相比,PACC 平均发病年龄相对年轻,在 50 岁左右,男性多见,男女之比为 2:1,罕见于儿童及青少年。

临床表现多为非特异性的消化道症状。因肿瘤以膨胀性生长为主,无明显"嗜神经生长"和"围管性浸润"的特点,早期症状不明显。当肿瘤较大压迫周围器官可引起相关并发症,通常有腹痛、恶心、腹泻、体重减轻等,发生胆管梗阻及黄疸的概率较低。4%~16% 的患者可因脂肪酶的过度分泌而并发胰源性脂膜炎,表现为皮下脂肪坏死、多关节病等。

目前尚未发现 PACC 的特异性肿瘤标志物,AFP、CA19-9、CA125、CA72-4、CA50、CA242、CA15-3 和 CEA 升高的病例呈分散分布,即使肿瘤较大或已发生肝转移,CA19-9 升高亦不明显。

#### (三)超声表现

PACC 可发生于胰腺各部位,在胰腺导管内罕见,累及全胰腺更为少见。但好发部位研究结果各异,部分学者认为胰头部多见(占 42%~53%),胰体尾部次之(占 27%~47%);部分研究未发现确切好发部位。

PACC 多为单发,因症状不明显,通常发现时瘤体较大,7~10 cm,直径>10

cm 者不少见,明显大于导管腺癌的 3 cm。肿瘤以实性成分为主,较大时易出现囊性变,可伴出血坏死和钙化。肿瘤呈膨胀性生长,对周围器官常表现为压迫性改变,而非浸润性。因此肿瘤边界清晰,增强 CT 扫描时边缘可见完整或部分性包膜,与邻近组织分界清晰,MRI 上瘤胰分界面多数存在,这是由邻近组织受压及反应性纤维组织增生所致。肿瘤较少沿胰管浸润,对胰管的影响主要是外压性,故胰胆管扩张少见。彩色血流显示,多数病灶内可探及血流信号,丰富程度不等。

虽然 PACC 肿瘤有包膜,但侵袭性仍很高,50%患者诊断时已经有区域淋巴结甚至肝转移,也可侵犯静脉发生瘤栓。

### (四)超声造影表现

超声造影对于该病的认识及研究尚处于早期阶段,相关文献相对较少。2016 年 Tanyaporn 对 5 例该病患者进行超声内镜检查,发现大部分(4/5)病灶表现为逐渐增强,有别于导管腺癌的低增强模式。该病的 CT 增强模式可分富血供和乏血供 2 种类型,后者居多。因肿瘤间质为血窦样结构,肿瘤内部常伴坏死、结构异质,故呈渐进性强化,强化不均匀。富血供者坏死范围小,更易于表现为均质;乏血供者坏死更多见,更倾向于不均质。虽然强化程度低于正常胰腺,但有学者认为 PACC 的强化比导管腺癌强,这可能与肿瘤间质富含血窦以及纤维瘢痕增生较少有关。部分研究还发现延迟期肿瘤与胰腺组织强化相近,认为是由于胰腺组织在门静脉期以后强化衰减加速,而肿瘤本身持续强化的结果。

### (五)报告内容及注意事项

PACC 的超声报告包括:病灶的位置,大小,边界,是否有周边浸润现象,彩色多普勒显示病灶内是否有血流信号,周边血管是否有受侵征象。

PACC 侵袭性很高,50%患者诊断时已经有区域淋巴结甚至肝转移。因此在工作中还需注意对肝脏及邻近脏器、血管的仔细扫查,为临床提供更全面的信息。增强 CT 和 MRI 对淋巴结的观察有一定优势,因此,多种影像学方法相结合更有助于准确判断病灶的性质。

### (六)鉴别诊断

腺泡细胞癌超声表现类似于胰腺导管腺癌、无功能神经内分泌肿瘤、实性假乳头状瘤、黏液性囊腺瘤等病,均可表现为较大肿物,伴坏死和钙化,不均匀增强。需加以鉴别。

**1.导管腺癌**

临床上腹痛明显,胰头多见,易侵犯胰管、胆管引起黄疸。肿瘤体积多小于PACC,呈浸润性生长,无包膜,边界不清,内部血供少,强化程度明显低于正常胰腺组织。

**2.无功能神经内分泌肿瘤**

无功能神经内分泌肿瘤多见于青中年,属于富血供肿瘤,内部血流丰富。即使伴较大范围囊变、坏死区者,实性成分动脉期仍呈明显强化。容易出现血行转移,淋巴结转移少见。动脉期明显强化的特点有别于本病。

**3.实性假乳头状瘤**

实性假乳头状瘤好发于年轻女性,表现为有包膜、边界清楚的肿块,一般不出现胰胆管扩张,恶性度低,较少出现转移。体积较大伴有囊变时难与本病鉴别,发病年龄及性别有一定鉴别意义。

**4.黏液性囊腺瘤**

黏液性囊腺瘤常见于中年妇女,随肿瘤体积增大恶性度增高,直径>8 cm可考虑为恶性。通常为大囊(>2 cm)或多囊状结构,具有较厚包膜,边界清,可有分隔,囊壁光滑可见钙化,易与本病鉴别。

**七、胰腺神经内分泌肿瘤**

**(一)流行病学及病因**

胰腺神经内分泌肿瘤(pancreatic neuroendocrine tumours,pNETs),是源于胰腺多能神经内分泌干细胞的胰腺肿瘤,这些细胞多分布于胰岛,曾名为胰岛细胞瘤和胰腺内分泌肿瘤,包括高分化神经内分泌瘤(neuroendocrine tumours,NETs)和低分化神经内分泌癌(neuroendocrine carcinomas,NECs)。发病率为(0.25~0.5)/10 万,逐年升高。占胰腺原发肿瘤的 1%~5%,可发生在任何年龄,发病高峰年龄为 30~60 岁,无性别差异。

pNETs 分为功能性和无功能性两大类。多数为功能性 pNETs,包括胰岛素瘤、胃泌素瘤、胰高血糖素瘤、血管活性肠肽瘤,及更罕见的生长抑素瘤、胰多肽瘤、生长激素释放激素瘤、促肾上腺皮质激素瘤等,其中胰岛素瘤最常见,其次为胃泌素瘤。各类型流行病学特点不尽相同。无功能性胰腺神经内分泌肿瘤占胰腺神经内分泌肿瘤的 15%~20%,多见于青年女性。其中直径<0.5 cm 的无功能性神经内分泌肿瘤称为胰腺神经内分泌微腺瘤。目前认为除了胰腺神经内分泌微腺瘤是良性的以外,所有胰腺神经内分泌瘤都具有恶性潜能。

pNETs 多为散发病例,病因不明,部分为相关性家族性综合征,如多发性内分泌腺瘤病Ⅰ型、VHL综合征和多发性神经纤维瘤病呈聚集性。

**(二)临床表现**

功能性 pNETs 因不同细胞来源,产生主要激素不同而表现为不同的临床综合征,无功能性 pNETs,血清激素水平无变化,早期无明显症状。肿瘤增大后临床上主要表现为梗阻性黄疸、胰腺炎、上腹痛、十二指肠梗阻、体重减轻和疲劳等。

**(三)超声表现**

pNETs 可发生于胰腺任何部位,某些功能类型有一定分布倾向。大小不一,功能性 pNETs 一般较小,胰岛素瘤直径多为 1～2 cm,胃泌素瘤直径也多 <2 cm。而无功能性 pNETs 可以长大至 10 cm。

1.二维超声表现

(1)胰腺神经内分泌瘤:体积小的肿瘤,内部多呈均匀的低回声,甚至为极低回声,少数为高回声;呈圆形或椭圆形,形态规则,边界清晰;肿瘤尾侧胰管无明显扩张。肿瘤较大时,形态可不规则,内部可合并出血、囊性变,表现为形态不规则,内部回声不均,出现无回声区,偶可见到钙化形成的斑块状强回声,并可出现挤压周围脏器和血管的相关征象。肿瘤可转移到周围淋巴结和肝脏,肝脏转移病灶<1 cm 为边界清晰的低回声及极低回声,病灶增大后多表现为强回声。

(2)胰腺神经内分泌癌:除了神经内分泌瘤的各种表现外,形态更加不规则,与周边分界明显不清晰,也可出现转移征象。

2.彩色多普勒超声表现

典型病灶内可探及丰富血流信号,但在小病灶和深部病灶血流探测受限。胰腺神经内分泌癌血流走向杂乱。

**(四)超声造影表现**

因为肿瘤的富血供,典型的超声造影表现为早期的边界清晰快速高增强或等增强。病灶较小多数为均匀增强,但病灶出现囊性变、坏死时,可表现为不均匀增强。但也有少部分肿瘤因为间质含量高,表现为低增强。

**(五)报告内容及注意事项**

超声报告包括:病灶的位置,大小,数目,边界,内部回声是否均匀,主胰管是否扩张,彩色多普勒显示病灶内是否有血流信号,周边血管、胆管是否有受压征象,周围淋巴结是否受侵,肝脏是否有转移。

经腹超声对于病灶定位及诊断有一定帮助,但对于小病灶和深部病灶探测敏感性不及 CT、内镜超声以及生长抑素受体显像(somatostatin receptor scintigraphy,SRS)。因此,多种影像学方法相结合更有助于准确判断病灶的术前定位。胰腺术中超声的检出率可高达96%。

此外超声能很好地显示胆管、胰管和周围血管的受累情况,对于肝脏转移病灶的检出敏感性和特异性高(88%~95%),因此经腹超声检查可以比较全面评估 pNETs,利于其定性诊断。结合临床表现有助于初步判断 pNETs 的类型。

### (六)鉴别诊断

**1.胰腺癌**

胰腺癌边缘不规则,内部多呈低回声或混合回声,胰头癌多伴有胆道或胰管扩张、周围脏器或组织受压、浸润以及转移征象,超声造影多表现为低增强,与典型的 pNETs 不难鉴别。但 pNETs 出现恶性征象(或胰腺神经内分泌癌)时,二者鉴别较困难,需要结合临床信息,综合判断。

**2.胰腺囊腺瘤(囊腺癌)**

pNETs 以实性成分为主时,较易与囊腺类肿瘤鉴别。当囊性变区域较多较大,内部呈分隔样改变时,与呈多房大囊样表现的黏液性囊腺类肿瘤较难鉴别,但神经内分泌肿瘤囊性变后分隔往往较囊腺类肿瘤分隔厚且不规则。

**3.胰腺周围脏器的肿块**

无功能性 pNETs 由于体积较大,常表现为左上腹肿块,因此需要与胃、左肾、左肾上腺和腹膜后肿瘤相鉴别。胃肿瘤位于脾静脉前方,饮水后可鉴别。左肾、肾上腺和腹膜后肿瘤位于脾静脉后方。

## 八、胰母细胞瘤

### (一)流行病学及病因

胰母细胞瘤(pancreatoblastoma,PBL)是一种罕见的恶性胰腺上皮源性肿瘤,占所有胰腺肿瘤的0.16%~0.5%,在儿童的胰腺肿瘤中占30%~50%。肿瘤大部实性,常有包膜,质软,可有出血、坏死、钙化、囊性变,镜下可见鳞状小体和含有酶原颗粒的细胞结构。

PBL 好发于亚洲人,大多发生于婴幼儿,发病中位年龄4岁,男性多于女性,偶可见于成人。PBL 可以单独发生或与遗传综合征例如 Beckwith-Wiedemann 综合征或家族性腺瘤性息肉病综合征联合发生。

PBL 的分子发病机制仍不清楚,但曾有病例报道显示,在 Beckwith-Wiedemann 综合征患者以及家族性腺瘤性息肉病患者中,PBL 可联合出现,表明其可能具有独特的分子遗传学改变,有报道称先天性囊性 PBL 与 Beckwith-Wiedmann 综合征相关是由于 APC/β 联蛋白信号通路的改变。染色体 11p 上的等位基因丢失是 PBL 中最常见的遗传改变,在 PBL 的患者中约占 86%。

### (二)临床表现

PBL 可以发生在胰腺的任何部分,约 50% 的肿瘤位于胰头部。由于生长缓慢且早期无明显症状,发现时常常因体积较大而难以判断其来源。

PBL 的临床表现通常是非特异性的。常见的症状和体征包括腹痛、腹部包块、体重减轻、呕吐、腹泻和贫血。当胰头部肿瘤体积较大时可压迫十二指肠及胃幽门部,导致机械性梗阻、黄疸、呕吐及胃肠道出血的发生。当肿瘤转移到腹膜时可以引起腹水。在个别病例报道中,PBL 也可引起库欣综合征和抗利尿激素分泌失调综合征。

文献报道 40%～70% 的 PBL 患者会出现血清甲胎蛋白(AFP)水平升高,因而甲胎蛋白是诊断 PBL 的常见肿瘤标志物。部分患者中也偶可见乳酸脱氢酶、α-1 抗胰蛋白酶和 CA19-9 升高,其他肿瘤标记物没有显示出明显的相关性。

与成人相比,PBL 在婴儿和儿童患者中具有较弱的侵袭性。PBL 可局部包绕相邻血管并浸润周围器官、网膜及腹膜,肝脏是其最常见的远处转移部位,其次是区域性淋巴结和腹膜,较少见到肺、骨、后纵隔和颈淋巴结转移。

PBL 的发生发展的过程较慢,可适用各种常见形式的肿瘤治疗,但手术治疗目前仍被认为是最有效的治疗方式。

### (三)超声表现

PBL 可发生在胰腺任何部位,好发于胰头或胰尾。体积通常较大,边界清晰,以低回声为主,回声不均,内可见出血或坏死等形成的囊性部分,体积较大者常回声混杂,部分瘤体内可见钙化。发生于胰头者应常规仔细探查胆总管。

与血管关系:可包绕邻近腹膜后大血管(如腹腔干及其分支、肠系膜上动脉等)。也可在脾静脉内形成瘤栓,并向肠系膜上静脉、门脉内延伸,伴侧支形成。有时脾静脉被瘤栓充盈,并明显增粗似瘤块样,探查时容易误认为是瘤体的一部分,因此要注意分辨。

少数巨大肿瘤可以将胰腺全部破坏,致使胰腺区域均为瘤组织占据,见不到周边残存的胰腺组织,脾静脉紧贴肿瘤后缘,可以此判断肿瘤来源于胰腺,此时也要想到 PBL 的可能。

**(四)报告内容及注意事项**

PBL 的超声报告包括:肿瘤大小,起源器官,肿瘤边界清晰度,肿瘤内部回声,是否存在钙化、腹水、胆管和/或胰管是否扩张,是否有局部浸润,是否包绕周围重要血管,是否存在转移灶,是否形成静脉瘤栓。

超过 15% 的 PBL 患者在诊断时存在转移,其他的患者在疾病进展过程中发生转移。肝脏是最常见的转移部位,也可发生局部淋巴结、腹膜、骨骼和肺转移瘤等。血管浸润不常见。腹水可能是肿瘤扩散的指标。因此,在超声扫查时应注意这些部位的着重扫查。

**(五)鉴别诊断**

当肿瘤体积较大时,且起源不易确定,此时区分 PBL 与其他儿科腹部肿块可能是困难的。在这种情况下,儿童患者中的鉴别诊断应包括体积较大的腹膜内或腹膜后肿块,例如神经母细胞瘤。

神经母细胞瘤常常表现为体积较大、内部回声不均、伴钙化的腹部肿块。由于该肿瘤具有尿儿茶酚胺及其代谢产物增高的特征,可根据临床信息与 PBL 相区分。神经母细胞瘤多位于肾上腺区,需与位于胰尾部的 PBL 鉴别,前者多边界清晰,呈分叶状,内部回声不均匀,在低回声区间有强回声光斑伴声影,肾脏有受压推移现象,较早发生转移。

当肿瘤明显来源胰腺时,鉴别诊断主要为胰腺的囊性及囊实性肿物,特别是当 PBL 发生于年龄稍长儿童,且瘤体较小、无瘤栓形成时,需与胰腺实性假乳头状瘤鉴别。

胰腺实性假乳头状瘤(SPTP)好发于年轻女性,胰腺体尾较多见。肿瘤大多体积较大,边界较清晰,常伴出血坏死,声像图多表现为囊实性或实性,可有蛋壳状或斑块状钙化。SPTP 对周围组织常无明显侵犯,病灶较大时对周边组织、血管形成推挤移位,仅少数病例出现转移。

偶发于成人的病例鉴别诊断中包括胰腺导管腺癌、腺泡细胞癌、实性乳头状上皮肿瘤、腺瘤和内分泌肿瘤等。胰腺导管腺癌多发生在老年男性的胰头区,与 PBL 不同,其坏死、出血和钙化罕见。腺泡细胞癌类似于 PBL,可以表现为体积较大、质软、分叶状、边界清晰的肿瘤,内部可发生坏死并易转移到肝脏和淋巴结,但其缺乏钙化和肺转移的倾向可能有助于与 PBL 相区分。

### 九、胰腺淋巴瘤

#### (一)流行病学及病因

胰腺淋巴瘤是一种较罕见的胰腺肿瘤,占胰腺恶性肿瘤的 0.16％～4.9％,病理类型多为 B 细胞非霍奇金淋巴瘤。胰腺淋巴瘤可以分为原发性和继发性两类。原发性胰腺淋巴瘤(primary pancreatic lymphoma,PPL)临床上极为少见,不到结外淋巴瘤的 2％,仅占胰腺肿瘤的 0.5％,2016 年 WHO 框架指南将原发性胰腺淋巴瘤定义为"起源于胰腺组织的结外淋巴瘤,可浸润毗邻淋巴结及远处转移,首发临床征象位于胰腺"。继发性胰腺淋巴瘤为全身淋巴瘤胰腺受累的表现,相对多见,尸检中其在非霍奇金淋巴瘤患者中发生率可达 30％。

#### (二)临床表现

PPL 多见于中老年男性,临床表现缺乏特异性,腹痛(83％)是最常见的临床症状,随后是腹部包块(54％)、体重减轻(50％)、黄疸(37％)、急性胰腺炎(12％)、小肠梗阻(12％)、腹泻(12％)等。继发性胰腺淋巴瘤在发现前其原发部位淋巴瘤诊断多已明确。

#### (三)超声表现

PPL 胰头多见,多表现为体积较大的低回声,彩色多普勒内部多无血流信号,常伴有肾静脉下方腹膜后淋巴结肿大。内镜超声是诊断 PPL 的重要工具,当内镜超声发现胰腺有体积较大的低回声、无明显胰管受累及胰管扩张、胰周淋巴结肿大等特点常提示 PPL 可能。

#### (四)报告内容及注意事项

超声报告主要内容包括:病灶的回声、位置、大小、胰管是否扩张,彩色多普勒显示病灶内是否有血流信号,周边血管是否有受累征象等。

PPL 由于缺乏特异性临床表现且较为罕见,易误诊为胰腺癌,两者治疗方法及预后存在较大差异。内镜超声(EUS)及内镜超声引导下细针穿刺活检(endoscopic ultrasound-guided fine-needle aspiration,EUS-FNA)是诊断 PPL 较为可靠的方法。此外,CT、MR 及 PET-CT 也是诊断 PPL 常用的影像学方法,多种影像方法的结合更有助于准确判断病灶的性质,提高 PPL 诊断率。继发性胰腺淋巴瘤结合病史及胰腺占位多不难诊断。

#### (五)鉴别诊断

PPL 和胰腺癌的一些临床表现及影像学特征有相似之处,但两者治疗方法及预后存在较大差异,因此鉴别诊断十分重要。PPL 肿瘤体积较大,通常无明显胰管受侵及胰管扩张表现,常伴有肾静脉下方腹膜后淋巴结肿大,而胰腺癌肿瘤体积较小,有明显胰管受侵及胰管扩张表现,且易侵入血管导致肝内转移。两者的鉴别诊断还应结合临床表现、检验结果及其他影像学检查,明确诊断需要病理学的帮助。继发性胰腺淋巴瘤为全身淋巴瘤胰腺受累的表现,胰腺出现病变通常较晚,诊断不难。

### 十、胰腺转移肿瘤

#### (一)流行病学及病因

胰腺转移肿瘤非常罕见,其发病率为 $1.6\% \sim 5.9\%$,而超声内镜引导细针穿刺发现率为 $0.7\% \sim 10.7\%$。

最常见的转移胰腺原发性肿瘤包括肾细胞癌(RCC)、肺癌、乳腺癌、恶性黑色素瘤、胃肠道癌、前列腺癌。此外,几乎所有的造血肿瘤都可以累及胰腺,其中非霍奇金淋巴瘤是最常见。

转移可以通过不同的方式:通过直接侵袭、淋巴或血行。直接侵犯胰腺实质一般来自邻近结构如十二指肠乳头,肝外胆管,胃、十二指肠、结肠的肿瘤。继发胰腺的淋巴瘤和白血病通常源自受累的胰周淋巴结,但最常见的肾细胞癌的转移途径尚不清楚。

由于独特的肠系膜淋巴引流,结肠癌最常见的转移部位是胰头下部。但绝大多数(75%)涉及多节段。

#### (二)临床表现

绝大多数的患者在诊断时无症状。只有当肿瘤相当大时,才会产生具体的症状,如消化道出血、消化道梗阻、腹痛或黄疸,与原发性胰腺腺癌相似。其他一般症状包括疲劳、体重减轻、腹痛。罕见的症状包括胰腺功能不全、腹部包块和胰腺炎。血清肿瘤标志物一般在正常范围内。

#### (三)超声表现

通常无特征性的超声表现,可表现为单发、多发,或弥散性胰腺受累。较大肿瘤的病灶内可液化坏死和钙化。不伴有主胰管和胆总管扩张。

彩色多普勒可显示病灶内血流丰富,部分病灶内仅见少许血流。

#### (四)超声造影表现

肾细胞癌是最常见的胰腺转移肿瘤,超声造影可显示其胰腺转移病灶强化,有助于与低血供的胰腺导管腺癌相鉴别。然而肾细胞癌胰腺转移瘤的超声造影特征,并不能与胰腺内分泌肿瘤相区别。同时低血供的转移肿瘤,如肺癌,部分乳腺癌表现病灶未强化。

### (五)报告内容及注意事项

胰腺转移肿瘤的超声报告包括:病灶的位置,大小,病灶内部是否有坏死液化,钙化。主胰管和胆总管是否扩张,是否有周边浸润现象,彩色多普勒显示病灶内是否血流丰富,周边血管是否有受侵征象。

经腹超声虽然可清晰显示病灶,但 CT 和 MRI 可更加准确地诊断单个病灶,特别是多发病灶。例如,来源于高血供原发灶的转移肿瘤,如肾细胞癌转移癌,通常在动脉期迅速增强。在 MRI 中,转移病灶通常是低信号,$T_1$ 加权脂肪抑制图像表现为稍低信号,$T_2$ 加权图像上表现为稍高信号。具有与原发肿瘤相同的增强模式。较大转移可能存在 $T_2$ 表现为高信号中心坏死和周边强化。临床诊断主要结合临床病史,最终需要活检明确诊断。

### (六)鉴别诊断

大多数胰腺转移瘤无特异影像表现,但肾细胞癌、黑色素瘤和一些乳腺癌,因其高血供,常与内分泌肿瘤混淆,但能与低血供的胰腺导管腺癌相区别。

肺癌和乳腺癌的胰腺转移瘤通常表现为低血供,但当表现为多发,并无明显的胆管或胰管扩张时,应考虑肿瘤转移。此外这些病灶往往边界清楚,可与胰腺导管腺癌区别。

如没有其他明确的影像学特征,很难区分转移和原发病变,因此,原发恶性肿瘤的病史,强烈地提示转移的可能性。同时 FNA 有助于正确诊断。

# 第六章　脾脏疾病超声诊断

## 第一节　脾先天性异常

### 一、副脾

副脾是指脾脏以外尚有一个或数个多余的小脾。尸检发现率 10%～30%，属比较多见的先天性变异。副脾的位置多数靠近脾门、脾血管和胰尾部附近。极少数位于网膜、肠系膜、阔韧带和睾丸附近，呈圆形或椭圆形，血供通常来自脾动脉。副脾体积差异较大，通常 1～2 cm，最大可达 10 cm。当脾增大时，副脾也可增大，副脾不引起临床症状，偶尔由于扭转或栓塞引起急性腹痛，但是在治疗脾功能亢进而做脾切除时应考虑到副脾的存在。位于阴囊内的副脾可引起运动后左侧睾丸痛和发热期间左侧阴囊肿胀。

#### (一)声像图表现

位于脾门附近的副脾易于发现，呈圆形或卵圆形低回声团，边缘整齐、清晰。直径 1～2 cm，似肿大的淋巴结。内部回声与脾脏相同，呈均匀的细点状回声。用高灵敏度的彩色多普勒超声检查，多数可显示副脾动脉和静脉的血流信号，并可能显示其与脾动静脉的关系(图 6-1)。

#### (二)诊断与鉴别诊断

副脾常于腹部超声检查时偶然发现。依据上述声像图表现诊断并不困难。但是应与下列疾病作鉴别。

1.脾门部淋巴结肿大

副脾与脾门部淋巴结肿大声像图较难鉴别。仔细观察后者内部回声与脾实质尚有差别,对脾门部血管可产生压迹(占位效应),有利于鉴别。彩色多普勒超声检查发现动、静脉血流信号及其与脾血管的关系也有助于鉴别。CT 检查不一定有多大帮助。核素检查对体积较大的副脾可能有用。必要时,采取选择性血管造影进行鉴别。

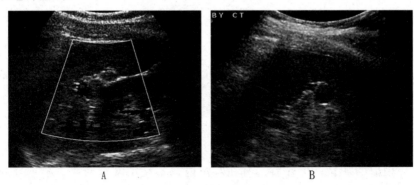

图 6-1　副脾声像图和 CDFI 表现

2.腹部肿瘤

较大的副脾或在脾切除术后副脾代偿性增大,临床常误诊为胰尾、胃、肾、肾上腺或腹膜后肿物。重要的鉴别依据是显示副脾的供养血管,配合核素或 CT 检查以明确诊断。

3.自体脾组织植入

自体脾组织植入是脾外伤或脾术后引起脾组织植入腹膜腔所致或人为植入脾组织。副脾与植入脾声像图鉴别比较困难,常需结合病史、CT 和核素检查。

**二、游走脾**

游走脾也称异位脾,甚为罕见,中年经产妇相对多见。主要由于脾蒂和韧带先天性过长所致。游走脾多沿腹腔左侧向下移位直至盆腔,甚至横过中线抵达对侧。游走脾容易发生扭转,半数以上患者有发作性腹痛。急性扭转的症状似肾蒂扭转或卵巢囊肿蒂扭转,严重者脾内部缺血坏死或有渗出。慢性扭转者,引起脾静脉回流受阻,出现慢性腹痛。游走脾患者多因腹部包块而就诊。包块光滑,有切迹,活动度大。急性扭转时,包块增大,有触痛。

**(一)声像图表现**

在脾窝处找不到脾脏声像图,而在腹腔左侧或盆腔内发现实性团块,其轮廓清楚,形状和内部回声与脾脏相似,并可显示脾门切迹和脾门血管征象。彩色多普勒检查易于显示脾门切迹处的脾动、静脉,并有可能沿脾动脉和脾静脉追溯到腹腔动脉或门静脉。游走脾合并扭转时,声像图显示脾外形增大、饱满,坏死出血者内部出现不规则低回声、无回声或混合回声区。脾和胰腺周围可能有液体无回声区;腹腔内也可出现游离液体回声。彩色多普勒显示脾内血流灌注明显减少和脾静脉迂曲扩张。脾动脉近端 RI 值显著增高。

**(二)诊断和鉴别诊断**

**1.腹部肿瘤**

发现腹部肿瘤需要排除游走脾的可能,根据脾的位置形态和血管分布不难加以鉴别。

**2.游走肾**

也可位于下腹部或骨盆腔,并有肾门切迹和进入该处的血管。扭转后产生与脾扭转相似的症状。但是游走肾在肾窝内找不到正常肾回声。游走肾外形有肾的特点,内部有集合系统强回声,利用彩色多普勒可见典型的肾脏血管分布,与游走脾截然不同。

**(三)比较影像学**

超声不仅能够显示游走脾的形态特征及内部回声,而且可对其血供状况进行评估。超声能够简便可靠的诊断游走脾及有无扭转等并发症。仅在严重肠气干扰和过度肥胖时,才需要进行其他影像等检查。X 线检查可发现脾窝处被肠袢占据,腹部有肠管受压等局部占位征象,但不能显示肿块内部结构。核素检查通常显示该"肿物"似脾,可正常摄取核素故有诊断意义。但是,游走脾有无合并扭转则难以提供诊断依据。血管造影可明确显示脾动脉的行径、游走脾的部位,但是属于创伤性检查方法,现已很少应用。CT 检查不受气体干扰,易于显示脾窝处的脾缺失及下腹部或盆腔的脾脏,故能确切诊断游走脾。但是,在提供脾扭转的血流灌注方面,不及彩色多普勒检查。联合运用超声、CT 或核素检查,可相互补充,获得更详尽的诊断信息。

**三、先天性脾缺失**

先天性脾缺失,又称无脾综合征、Ivemark 综合征。它属于一种十分少见的先天性多内脏畸形综合征。患者无脾,常合并右侧双器官,可有两个右肺;肝脏位于中线,并且左叶大于右叶;腹主动脉和下腔静脉转位;还可合并心血管畸形、马蹄肾等。本病临床表现复杂,除具有呼吸、心血管功能障碍外,无脾患者常有免疫缺陷,易发生严重感染。外周血象内见 Howell-Jolly 小体,可提示本病。

**(一)声像图表现**

(1)超声检查在脾窝处和腹腔内找不到脾脏声像图。

(2)常同时显示内脏位置异常,如肝脏左右对称,或左叶大于右叶及心血管畸形等。彩色多普勒显示脾动脉缺失,腹主动脉和下腔静脉在同一侧,为本病特征性征象。

**(二)诊断与鉴别诊断**

根据超声检查确认无脾,加上发现其他内脏和心血管畸形,可诊断无脾综合征。

无脾综合征应与脾萎缩和游走脾鉴别。

**(三)比较影像学**

超声检查很容易发现无脾和合并内脏畸形,它是全面评价无脾综合征的最简便和实用的方法。心血管造影显示血管畸形具有重要价值,超声心动图检查是本病的主要无损检查方法。CT检查有助于显示肺部畸形和内脏位置异常及畸形。核素肝、脾扫描可发现对称肝和脾缺失。

**四、多脾综合征**

多脾综合征也是一种罕见的先天性多脏器畸形综合征。其特征为多个小脾,数目从2～14个,通常位于右侧,偶尔在双侧。多脾综合征常有左侧双器官,或左侧结构比右侧显著。常有两个左肺、下腔静脉肝段缺失伴奇静脉连接、胆囊闭锁、胆囊缺失、胃肠异常旋转、心血管畸形等。与无脾综合征相比,多脾综合征伴复杂心肺畸形较少,死亡率稍低。1岁以内死亡率为$50\%\sim60\%$。

**(一)声像图表现**

(1)在脾窝处见不到正常大小的脾脏,代之以几个或数个圆形或椭圆形结节,其内部回声与正常脾脏回声相似。

(2)声像图显示内脏位置异常及心血管畸形等,特别是彩色多普勒显示下腔静脉肝段缺失,血流走向异常。

**(二)诊断和鉴别诊断**

根据声像图显示多个小脾加内脏异常不难作出诊断。多脾综合征应与下列疾病鉴别。

(1)副脾。

(2)自体脾组织植入:有外伤性脾破裂或脾组织种植手术史,与多脾综合征不难鉴别。

**(三)比较影像学**

超声对多脾综合征的诊断价值与无脾综合征一样重要。与 CT、心血管造影及核素扫描联合应用,有助于显示多脾及心血管畸形和内脏位置及结构的异常。

# 第二节　弥漫性脾大

## 一、病因与临床表现

引起弥漫性脾大的病因很多,其中如下。

(1)急、慢性感染,如急慢性病毒性肝炎、传染性单核细胞增多症、伤寒、副伤寒、败血症、粟粒性结核、血吸虫病、疟疾等。

(2)充血性脾大,如肝硬化门静脉高压症、慢性充血性心力衰竭、门静脉或脾静脉炎症、狭窄或血栓形成。

(3)血液病,如急慢性白血病、淋巴瘤、溶血性贫血、真性红细胞增多症、原发性血小板减少性紫癜、骨髓纤维化、先天性溶血性黄疸等。

(4)其他病因引起的脾大,如某些结缔组织病、单核-吞噬细胞增多症、戈谢病、AIDS 等。

脾大的临床表现各异。脾脏中度以上肿大的患者一般体检都能扪及脾脏;明显肿大的患者脾脏下缘可达脐下水平。

## 二、声像图表现

**(一)脾大的确定**

一般认为,具备下列条件之一者考虑有脾大:成年男性和女性脾脏厚径分别超过 4 cm 和 3.8 cm,同时脾脏下缘超过肋缘线;长径>11 cm;脾面积代表值超过 25 cm$^2$;脾体积代表值男女分别超过240 cm$^3$ 和 215 cm$^3$。因年龄、性别、身高及营养状况不同,脾脏的正常值个人差异颇大。

根据学者一组调查,肝功能正常者的健康人群和运动员群体超声检查中,有20%～25%脾厚超过 4 cm,同时肋缘下可探到脾缘,符合超声或临床的"轻度脾大",然而经两年以上随访健康状况良好,并无其他疾病表现。可见,这类人群

"轻度脾大"的真实意义值得探讨。

**(二)脾大程度的判断**

超声对脾大程度的判断仍然与临床传统的判断标准保持一致。

**1.脾脏轻度肿大**

超声可见脾脏形态一般正常,各径线长度或面积、体积超过正常高限;在仰卧位平静吸气时,肋缘下可探及脾脏;深吸气,脾下缘在肋缘下 2~3 cm。

**2.脾脏中度肿大**

声像图显示脾脏失去正常形态,各径线测值明显增加,增大比例可不一致,吸气时,脾下缘超过肋缘下 3 cm,直至平脐。脾上、下极圆钝,脾门切迹变浅。

**3.脾脏重度肿大**

脾脏体积进一步增大,邻近器官受压移位。脾脏下缘超过脐水平以至抵达骨盆腔。脾门切迹消失。

**(三)脾大的内部回声**

脾大的内部回声与肿大的时间、程度有一定关系,而与病因关系不密切。慢性重度肿大可因脾内发生小出血灶或纤维化而回声增强。个别代谢性疾病或寄生虫病可使脾脏内部回声不均匀,出现局灶性低回声或高回声结节,但是对疾病的诊断无特异性(图 6-2,图 6-3)。

**三、诊断与鉴别诊断**

对于中重度脾大,超声很容易诊断。但对个别轻度脾大,有时难以肯定。临床上超声测值超出正常高限诊断"轻度脾大"而无明显病因可寻者,较多见于职业性运动员和部分健康人群,很可能属于正常变异。因此,考虑"轻度脾大"是否有临床病理意义必须慎重。病因诊断主要依靠病史和实验室检查来确定。脾大需与以下疾病鉴别。

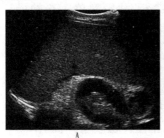 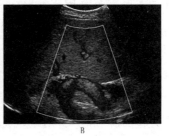

**图 6-2 肝硬化引起淤血性脾肿大声像图和 CDFI 表现**

A.二维图像;B.彩色多普勒图像(SP:脾,SV:脾静脉曲张)

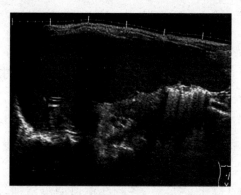

图 6-3 慢性粒细胞白血病引起的巨脾

左侧肋间经过肋骨弓向前下腹壁扫查,SH 为肋骨声影

### (一)腹膜后肿瘤

左侧腹膜后巨大肿瘤可以将脾脏向后上方推移,致使脾脏被肺组织遮盖而超声不易显示;同时,容易把肿瘤本身误认为肿大的脾脏。极个别腹膜后肿物可引起脾脏向左下腹和髂窝部移位。腹膜后肿瘤无脾脏特有的外形切迹和脾门血管结构,只要注意全面扫查,容易加以鉴别。

### (二)肝左叶显著增大

肿大的肝左叶或肝左叶巨大肿瘤占据左上腹时,也可能与脾大混淆。连续扫查,可以发现其为肝脏整体的延续,与肝脏无分界。其内部管状回声多,为肝内管状结构的分布。彩色多普勒显示其血供来自肝脏,与脾脏血供特点完全不同。

### 四、比较影像学

超声是检查脾大最为简便的方法,测量脾脏各径线极为方便。除了能很敏感地判断脾脏有无增大及其内部结构异常外,利用彩色多普勒可以对脾大和脾内病变的血流动力学作出评估,为临床提供丰富的病理和病理生理学信息,有助于诊断。CT 可判断脾脏有无肿大,但比较粗略,病因诊断也十分困难且价格昂贵。核素扫描,表现为核素浓集面积增大,而在形态上无特征。MRI 检查,对于脾脏肿大,尤其是充血性脾大的识别,包括发现脾门静脉扩张,有相当的帮助。而对其他原因引起的脾脏肿大,则缺乏特异性。检查费用高,不易普及也限制了MRI 的应用。相比之下,超声对脾大的形态学和血流动力学的观察优于其他影像学方法。

# 第三节　脾　梗　死

脾梗死以往主要由于风湿性心脏病、亚急性细菌性心内膜炎、瘀血性脾大和某些血液病引起,并不多见。近些年来随着 X 线动脉造影和肝肿瘤等介入性诊断和治疗的发展,医源性脾梗死的发生率迅速增加。

脾梗死的梗死灶大小不等,可有数个梗死灶同时存在,或相互融合形成大片状。典型的脾梗死呈锥状,底部位于被膜面,尖端指向脾门。有时可呈不规则形。如果梗死灶较大,其中央可发生液化,在不同的断面上表现形态不同。

## 一、声像图表现

典型的脾梗死声像图为楔形回声减低区,底部朝向脾被膜,尖端指向脾门;也可呈靠近脾包膜的大片状非均匀性回声减低区。随着梗死时间的延长,梗死区回声逐渐增强。彩色多普勒超声有助于显示梗死区缺乏血流灌注及其形态特征。陈旧性脾梗死可使脾脏局部被膜内凹,并可见由于纤维化或钙化引起的强回声和声影(图 6-4)。

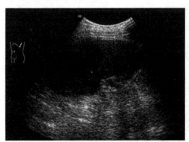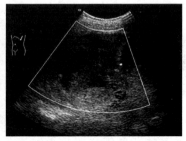

**图 6-4　脾梗死声像图**

A.灰阶超声图像;B.彩色多普勒表现

## 二、诊断与鉴别诊断

典型的脾梗死声像图表现,结合临床资料不难作出正确诊断。但是,声像图不典型的梗死需与脾脓肿、脾破裂出血和脾肿瘤相鉴别。常规灰阶和彩色多普勒超声诊断脾梗死的敏感性和特异性均较差,超声造影成像技术大大提高了诊断的敏感性和特异性,故可以起决定诊断的作用,而且有助于本病的鉴别诊断。

### 三、比较影像学

脾梗死影像学检查应首选超声和超声造影,CT 和 MRI 可作为疑难病例诊断的补充诊断手段,核素检查的目的主要是为了解脾功能情况。

# 第四节 脾 破 裂

脾破裂可分外伤性脾破裂和自发性脾破裂。后者比较少见,可发生于正常脾脏、白血病、血友病和其他凝血障碍或接受抗凝治疗者。必须指出,外伤性脾破裂在腹部实质性脏器的闭合性损伤中,占有首要地位。

根据损伤的范围和程度,可将脾破裂分为 3 种类型:①中央型脾破裂;②包膜下脾破裂;③真性脾破裂。

中央型破裂发生脾实质深方,其包膜完整,形成脾实质内血肿。包膜下血肿系脾实质周缘部破裂并在包膜下形成血肿,其包膜完整。中央型脾挫伤和包膜下脾破裂均很常见,但是临床诊断常有困难。真性脾破裂累及脾包膜,或发生腹腔内游离性出血;或出血局限于脾周围,形成脾周围血肿。此为临床比较容易识别的类型。

### 一、声像图表现(图 6-5)

#### (一)中央型破裂

脾脏不同程度增大,脾包膜完整。脾实质内回声不均匀,出现单个或多个不规则回声增强和减低区代表出血。新鲜血肿回声增强,随着血凝块液化形成无回声区。

#### (二)包膜下破裂

以梭形或新月形包膜下血肿为特征,血肿内部呈低回声和无回声。脾实质被挤压。陈旧性包膜下出血可见血肿内出现不规则索条状或分房样强回声,代表纤维渗出和血凝块机化,血肿的内壁不光滑。

#### (三)真性脾破裂

常见脾包膜中断,局部脾脏轮廓不清,伴有脾实质不均匀性回声增强或减弱。利用高灵敏度的彩色多普勒可能发现出血的部位。但是小的破裂口,或脾破裂位于扫查盲区,脾脏声像图可无异常发现(直接征象阴性)。然而,真性脾破裂往往伴有程度不同的脾周围积液和游离性腹水征象,部分病例仅有脾周围积液征象。这是真性脾破裂的间接征象,具有重要临床意义。

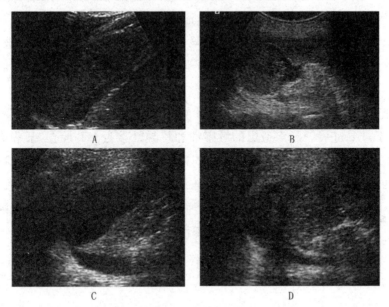

**图 6-5　典型脾破裂的几种声像图类型**

A.轻度脾破裂、实质内小血肿(HE)和包膜下血肿;B.典型包膜下血肿;C.实质内新鲜较大血肿兼有包膜下、实质内小血肿;D.真性脾破裂,脾周围血肿(HE)及包膜中断

注意事项:①常规超声诊断脾外伤的敏感性和特异性有相当大的局限性,其敏感性或检出率仅41%～66.7%;脾破裂的分级诊断的准确率也很低,例如轻度脾破裂(Ⅰ、Ⅱ级分别仅为 38.5%～77.8%)。对于常规脾脏超声未见异常的腹部外伤患者,发现腹腔游离积液和脾周围积液征象者,应保持警惕,密切随诊,必要时做重复超声观察。②脾外伤声像图特点:外伤后 24～48 小时常有显著的动态变化。例如:新鲜的脾周围血肿因有回声显示不清,液化之后则比较明显;轻度脾实质挫伤后,可发展成脾实质内血肿形成;脾内多个小血肿可以扩大融合成大的血肿,并可向脾实质周围发展成脾实质内-包膜下血肿等。

**二、诊断和鉴别诊断**

新鲜的脾实质内血肿有时因凝血块有回声,酷似脾肿瘤;脾实质内血肿液化完全时,和其他脾脏含液性病变相似。因此需要注意鉴别。根据外伤病史和明显的声像图表现,超声可以诊断脾破裂并试图进行分类,但需指出,现今学者们认为:超声诊断腹部实质性脏器外伤,包括脾外伤在内,其敏感性和特异性均较差,远不及增强 CT。脾脏超声造影新技术,可以弥补常规超声的不足,微泡造影大大提高了脾外伤诊断的敏感性和特异性,对于脾外伤的分级(分型)诊断特别有利,显著降低了常规超声的假阴性率,而且几乎可以和增强 CT 相媲美。

中央型脾破裂、包膜下出血以及局限于脾周围血肿的轻度真性脾破裂,易被临床漏诊。它们是迟发性脾破裂并引起腹腔内大出血的主要原因,故值得高度警惕。

近年来微泡超声造影广泛用于腹部实质脏器包括脾脏外伤的检查和分级诊断,取得了重要进展。超声造影的敏感性和特异性接近 CT 检查,某些优点甚至可以和 CT 媲美,急诊超声造影检查操作简便、经济实用、有助于快速诊断,尽显其优越性。已有报告认为,对于某些严重脾外伤并伴有活动性出血患者,超声造影引导下经皮注射凝血药物-介入性超声微创处理,有望替代部分外科脾切除手术。

# 第五节　脾脏囊性病变

根据病理又可分为原发性真性囊肿与继发性假性囊肿两类。真性囊肿特点是囊的内壁有上皮细胞层覆盖,如单纯性脾囊肿、包虫囊肿、淋巴管囊肿、表皮样囊肿等;假性囊肿内壁无上皮细胞覆盖,为机化的纤维包膜,可有钙化,多继发于外伤性血肿和胰腺炎。临床上以假性囊肿相对多见,约是真性囊肿的 4 倍。

## 一、声像图表现

### (一)单纯性脾囊肿

本病罕见。可能为脾表面间皮细胞嵌入脾内形成。多为单发性。圆形或类圆形,壁薄而光滑,内部透声好,后壁回声增强,具有典型囊肿特征(图 6-6A)。CDFI:肿物内无血流信号。

### (二)脾内假性囊肿

多数为圆形或椭圆形,囊壁回声欠光整,局部可能有钙化强回声;内部多有细点状或少量索状或碎片状回声(图 6-6B)。CDFI:肿物内无血流信号。

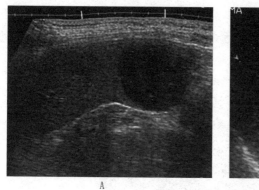
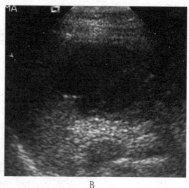

A　　　　　　　　　　　　　　　B

图 6-6　脾囊性肿物声像图

A.单纯脾囊肿声像图;B.外伤后假性脾囊肿

## (三)淋巴管囊肿

本病实为脾内的淋巴管扩张引起。声像图呈具有多个分隔的囊肿,分隔纤细而光滑,囊壁规则或不完整,后壁回声增强。CDFI:肿物内无血流信号(图 6-7)。

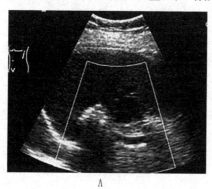
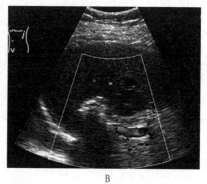

A　　　　　　　　　　　　　　　B

图 6-7　囊性淋巴管瘤声像图

A.灰阶超声图像(箭头所指处为病变所在部位);B.彩色多普勒图像

## (四)表皮样囊肿

多为单发。囊壁较厚而且光滑,有时可见分叶状边缘和分隔。囊内通常呈无回声,或因囊液内含有脂质和组织碎屑,囊内可能出现细点状回声,随体位改变浮动。声像图的改变取决于囊肿内脂液性状而定(图 6-8)。CDFI:肿物内无明显血流信号。

## (五)包虫囊肿

我国西北部流行区较多见。脾脏包虫囊肿与肝包虫囊肿具有相似的声像图特征,如囊壁呈双层结构,有单房型和多房型之分;合并感染者常呈囊实混合型;陈旧性包虫囊肿可以类似实质性肿物回声并伴有囊壁钙化所致回声增强及声影。CDFI:囊性肿物内无血流信号。

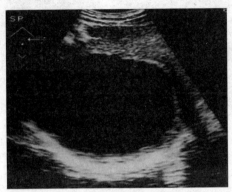

图 6-8　表皮样囊肿声像图

## 二、诊断与鉴别诊断

借助于超声检查能够准确地判定脾内囊性病变,根据囊性病变的声像图特征并结合病史,可对多数囊肿的性质作出提示性诊断。脾脏假性囊肿可能有外伤史或胰腺炎病史,脾包虫患者有流行病学史和羊犬接触史,声像图具有一定的特征性,如囊壁双层回声结构等;Casoni 皮肤过敏试验及血清学检查等有助于诊断。

此外,尚需与少见的脾动脉瘤鉴别,CDFI 和频谱多普勒有助于明确诊断。其他低回声病变尚有脾脓肿、血肿、脾淋巴瘤以及左肾上极囊肿和胰尾部巨大囊肿等,通过认真扫查,根据声像图、CDFI 并结合病史,不难加以鉴别。

超声引导穿刺抽吸需要特别慎重。超声引导穿刺抽吸、迅速减压和酒精硬化治疗脾包虫囊肿,是一项重要的革新技术,它已成功地用于脾脏棘球蚴病的诊断与治疗。操作熟练和严防囊液渗漏引起并发症是很必要的。

## 三、比较影像学

尽管超声学诊断脾脏囊性病变具有较高的特异性,但鉴别感染性和出血性囊肿尚有一定的困难。

CT、MRI 和核素检查均可以用于脾内囊性病变的诊断。但是在判别病变是否为囊性方面,不及超声准确。而在显示囊壁如皮样囊肿壁的细微结构方面,超声又不及 CT 和 MRI。核素检查难以发现较小的病变,也不能确定病变的囊、实性,对囊性病变的诊断价值有限。超声检查疑有实性成分或恶性病变者,需要进一步进行 CT 或 MRI 检查。

# 第七章 肾脏、输尿管疾病超声诊断

## 第一节 肾脏疾病

### 一、肾脏超声解剖

肾脏位于脊柱两旁的腹膜后间隙内,双肾上端向内前倾斜,其长轴呈"八"字形。仰卧位时,上、下端多数在第 12 胸椎与第 3 腰椎之间,右肾低于左肾 1～2 cm。正常肾脏随呼吸上下移动的幅度为 2～3 cm。右肾前面紧邻肝脏,前下部为结肠右曲,内侧为十二指肠降部。左肾前上方为胃底后壁、胰尾和脾门;中部为结肠左曲。双侧肾上端为肾上腺,后面的上部为肋膈隐窝,中下部紧贴腰肌。肾脏由外向内被肾筋膜、脂肪囊、纤维囊包绕。

肾脏的外形似蚕豆,其长径 9～12 cm,宽径 4～5 cm,厚 3～4 cm。左肾略大于右肾,但是在成人长径相差不应大于 2 cm。肾的内侧缘有一个垂直并向前内侧开放的裂,称为肾门,其内由肾血管、肾盂、淋巴管和神经通过共同组成肾蒂。肾门向内是一个较大的腔,称为肾窦。肾脏的内部结构如图 7-1。实质部分分为皮质和髓质。皮质在外层,厚 0.5～0.7 cm,部分伸入到髓质的乳头之间,称为肾柱;髓质在深层,形成 15～20 个圆锥形结构,称为肾锥体;锥体顶端突入肾窦,称为肾乳头。肾小盏边缘包绕肾乳头基部,收集来自乳头孔的尿液。2～3 个肾小盏汇合成一个肾大盏,再由肾大盏集合成漏斗状肾盂,出肾门向后下移行为输尿管。

肾动脉起始于约第 1 腰椎水平的腹主动脉,位于肾静脉的后方。右肾动脉走行于下腔静脉、胰腺头部、右肾静脉之后;左肾动脉向左下行经左肾静脉与胰腺体、尾部之后。双侧肾动脉均在抵达肾门附近处分为前、后两主支经肾门进入肾窦。前支较粗,再分为4～5支段动脉进入前部的肾实质;后支较细,进入后部肾实质(图7-2)。根据其分布的区域,将肾实质分为上段、上前段、下前段、下段和后段,除后段由后支供血外,其余各段均由前支供血。段动脉进一步分为叶间动脉→弓状动脉→小叶间动脉(图7-3)。在弓状动脉之前,肾动脉分支间几乎没有吻合支。

肾动脉进入肾门前的分支并不恒定。也有不经肾门直接入肾实质者,称副肾动脉或迷走肾动脉,其发生率为20％～30％。副肾动脉多起源于肾动脉,也有起源于其他动脉(如腹主动脉、肾上腺上动脉等)。有时还可见到一侧双肾动脉,甚至多支副肾动脉。肾下极的副肾血管经过输尿管的前方,可压迫输尿管引起肾积水。

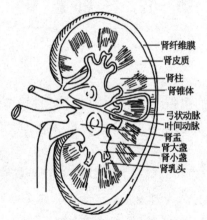

图 7-1  肾脏的内部结构示意图

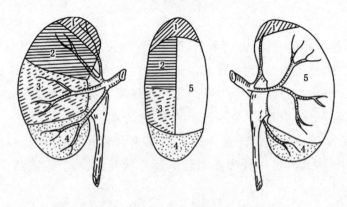

图 7-2  肾段与肾动脉分布

1.上段;2.上前段;3.下前段;4.下段;5.后段

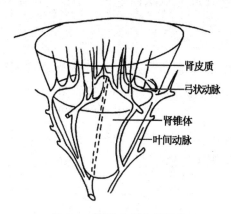

图 7-3　肾脏内部血管结构

肾静脉位于动脉前方。左肾静脉向右沿脾静脉和胰体的后方向右穿过肠系膜上动脉根部与腹主动脉之间汇入下腔静脉,来自左睾丸/卵巢静脉、左肾上腺静脉和左膈下静脉的血流也汇入左肾静脉。右静脉于同名肾动脉后方向左行,汇入下腔静脉。右卵巢/睾丸静脉直接汇入下腔静脉。

肾脏血供异常丰富。肾脏重量仅占人体重量的 0.5%,而血流量占心排血量的20%～25%。以单位体积计算,肾脏是全身血流量最大的器官。其中又以皮质血流最多,占全肾血流量的 90%～95%,达4 000～5 000 mL/(min·kg)。髓质血流量相对皮质较少,占5%～10%,外髓质约1 200 mL/(min·kg),内髓质约 250 mL/(min·kg)。血液不仅在肾实质的分布不均,流过肾实质的速度相差也很大,流过皮质仅需 2～3 秒,而流过髓质乳头几乎需 60 秒之久。造成分布不均的主要原因是髓质内小动脉细长,且有平滑肌及交感神经支配,血流阻力大,黏滞度也高。了解肾脏的血流特点,对分析肾脏血流灌注有重要帮助。

肾脏的淋巴管自肾门起始与肾静脉伴行,引流至腰淋巴结。

## 二、超声检查方法

### (一)常规超声检查

检查肾脏一般用 3～5 MHz 探头,检查小儿与婴幼儿,采用 5～8 MHz。患者以空腹为好。在需要了解输尿管和膀胱状态时,应充盈膀胱。

患者取仰卧位,必要时取俯卧位、侧卧位或站立位,经侧腰部扫查是最常用的方法,嘱患者深吸气后屏气,以肝脏为声窗检查右肾,以脾脏为声窗检查左肾。

#### 1.冠状断面扫查

患者仰卧位、右前或左前斜侧卧位。探头置于腋后线,纵向扫查,使声束指向内上方。可以获得肾脏最大冠状断面声像图,常在此断面测量肾脏的最大长径。

**2.横断面扫查**

在冠状扫查的位置,旋转探头90°,可获得肾脏的横断面声像图。经肾门的横断面可做肾前后径、宽径和集合系统前后径的测量。

**3.矢状断面扫查**

患者取侧卧位或仰卧位,探头置于侧腹部肋弓下方,显示肾脏声像图后,调整探头方位,使探头与肾脏长轴平行,由内向外检查,可获得肾的一系列纵断切面。

**4.斜断面扫查**

患者处于任何体位,均可对肾脏作斜断扫查。其中,患者取仰卧位经后侧肋间以肝脏或脾脏作声窗扫查肾上段,经肋缘下在深吸气末扫查肾下段,取俯卧位经脊肋角扫查肾上极都是很常用的重要扫查方法。

检查肾脏,需要取不同体位从多径路多断面进行。检查时还需对探头适当加压,以最大限度地排除肠气干扰并缩短探头与肾脏之间的距离。

**(二)超声造影**

**1.仪器和造影剂**

肾脏超声造影对仪器和造影剂的要求与肝脏相同。不同的造影剂,稀释方法和要求各异,要严格按照制造商的说明进行操作。

超声造影剂几乎都是在短时间(20~30分钟)内就经肾排出,目前未见超声造影对肾功能有影响的报道,故超声造影可以用于增强CT或增强MRI禁忌证的患者,特别是肾功能损害或尿道梗阻的患者。

**2.肾脏超声造影方法**

肾脏超声造影患者无须特殊准备。检查体位要求能够清楚显示需要观测的病变。

每例肾脏的超声造影检查必须包括常规超声(包括灰阶超声和彩色多普勒超声)的初步扫查。常规评估之后,进行超声造影。

(1)造影剂的选择和剂量:目前允许用于临床的造影剂种类很少。国内仅有声诺维一种。由于肾脏体积小而血流量大,所以造影剂的使用量要减少,通常大约使用肝脏造影剂量的一半即可以很好显示肾脏的血流灌注特征。剂量过大反而会严重影响病变细节的显示,如肿瘤假包膜、小肿瘤内部的囊性变等。

(2)注射方法:①团注法,也称弹丸式注射法,是将造影剂快速注入血管内的方法。静脉穿刺针尾部连接一个三通管,三通管一侧连接盛有 5 mL 生理盐水的注射器,另一侧连接盛有造影剂的注射器。在造影条件下,显示清楚要观察的部位或病变后,将造影剂一次快速推注入血管内,紧接着快速尾随注入生理盐水 5 mL。这种方法快速简便。②持续滴注法,将稀释好的造影剂经静脉均匀缓慢地滴注入或用输液泵匀速注入血管内。注意在滴注过程中要不断振动造影剂悬液,以免微泡沉淀。

(3)成像方法:采用何种成像方法,以使用的造影剂和观察内容而定。通常使用低 MI 实时灰阶造影成像,必要时辅以低 MI 条件下的 CDFI 或功率多普勒成像。①实时灰阶造影成像:持续发射低 MI 超声获得微泡的谐波成像,在早期皮质期、髓质期及晚期皮髓质期连续观察肾脏肿瘤的造影强化特点。②触发间隔成像:注射造影剂后,嘱患者屏住呼吸,仪器自动按预先的设置间歇发射或 ECG 同步触发 4～6 个高 MI 超声脉冲以击破微气泡,清除已经进入感兴趣区内的微泡,而后又自动进入低 MI 设置,获取感兴趣区再灌注的信息。

### 三、正常肾脏声像图

#### (一)常规超声表现

肾脏冠状断面呈外凸内凹的“蚕豆”形(图 7-4)。

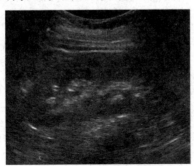

**图 7-4　正常肾脏声像图**

在儿童及大多数成年人,超声可以分辨出皮质和髓质。正常肾皮质由肾实质外层向内延伸到椎体之间,回声均匀,等于或低于肝脏或脾脏回声。髓质的回声低于皮质,呈顶端指向肾窦的圆锥三角形弱回声区,似果核状围绕肾窦放射状排列。扫查肾脏时由于“各向异性伪像”、脾脏或肾周脂肪的影响,上下段的实质回声可能不一致,有时被误认为回声异常。改变探头方向和位置多断面扫查容易鉴别。

肾窦为被实质包绕的椭圆形高回声结构,也称集合系统回声。宽度约占肾横断面宽度的1/2～2/3。其边界不规则,借此可以粗略判定上、中、下组肾盏的位置。肾窦内部常可见到细小的无回声结构,它可能是增宽的静脉回声,也可能为存有尿液的肾窦回声,CDFI容易将两者鉴别。当膀胱高度充盈时,肾窦轻度扩张,但是一般不超过1.5 cm。排尿后变窄。

肾皮质被光滑而连续的高回声线包绕,通常被看作肾纤维囊回声。在纤维囊回声之外,又有一层较厚的高回声带。此为肾脂肪囊回声。其厚度因人而异,肥胖者可达2～3 cm,而消瘦者可能不显示。患者呼吸时,肾脂肪囊回声带与肾脏一起运动,而与肝脏、脾脏做相对运动,称为"滑动症"。

CDFI容易显示肾内外血管,甚至肾皮质的血供也清晰可见。肾动脉可被从起始部追踪到肾门,为搏动性细管状结构,内径0.4～0.6 cm,阻力指数在0.6～0.8,随年龄增大而增高。动脉进入高回声的肾窦,叶间动脉垂直于肾皮质,而弓形动脉平行于肾皮质。超声造影可以清晰显示肾皮质微小动脉的血流灌注。纵向扫查时,常可显示位于下腔静脉后方呈环状的右肾动脉。有时可见副肾动脉。

双侧肾静脉伴行于肾动脉前外侧,呈条带状无回声区,上下径略大于前后径,CDFI显示持续性低速血流。右肾静脉较短,内径0.8～1.1 cm,容易显示其全段。于胰头钩突下方汇入下腔静脉。左肾静脉较长,而且内径较右肾静脉略粗,特别是邻近腹主动脉左侧的一段,内径可达1.0～1.2 cm,但是在肠系膜上动脉和腹主动脉间其前后径显著小于上下径,以致此处血流速度明显增快。

新生儿肾脏声像图与儿童和成人不同,皮质和髓质的差别很明显。皮质回声更高,而髓质相对较大,回声更低。由于肾窦内脂肪较少,所以肾窦回声较低,甚至与实质回声分界模糊。通常这种回声特征在4～6个月后逐渐消失。此外,部分新生儿可能有暂时性髓质回声增强,声像图酷似肾髓质海绵肾。其原因和病理意义尚不清楚,一般1～2个月消失。由于胎儿小叶的痕迹,肾表面明显不光滑,呈分叶状。这些征象随年龄增长而日趋不明显,2岁后逐渐接近成人,3～4岁消失。但是也有少数不消失者,致使肾脏表面有明显切迹,实质呈分叶状。

(二)超声造影

经前臂静脉注射造影微泡9～12秒后肾皮质快速增强,呈均匀高回声,而肾髓质无明显增强。整个肾脏表现为高回声皮质内放射状镶嵌的弱回声髓质。集合区为弱回声内穿行的段动脉回声(图7-5)。由于造影剂的高衰减特征和声束入射角度影响,可能使声束深方肾实质增强程度减弱或不均匀。其后,肾髓质自周边向中央逐渐增强(从20～40秒),于40～50秒后,皮质和髓质增强相同,整个肾实质呈较均匀的高回声(从40～120秒)。造影剂流出相的表现为肾髓质增强减弱,然后出现肾皮质的缓慢减弱。约 3 分钟,实质内造影剂接近全部消退。这一增强过程是因为肾髓质的肾小球血流灌注低于肾皮质(每 100 g肾组织约 190 mL/min 比 400 mL/min)。因此,微泡注射后,可以获得肾脏皮、髓质分界清晰的早期皮质增强期、髓质增强期、肾脏皮和髓质都均匀增强的晚期,皮髓质消退期。

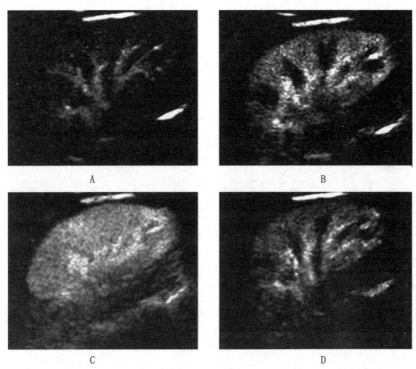

**图 7-5 正常肾脏造影表现**

A.早期皮质增强期;B.皮质增强期;C.髓质增强期;D.消退期

**(三)肾脏的超声测量方法与正常值**

(1)长径:在肾脏最大冠状断面(通过肾门的最长和最宽断面),从上极的上缘至下极的下缘。

(2)宽径:从肾门内上缘至肾轮廓的外侧缘,注意与肾长径相垂直。

(3)肾脏厚度:在经肾门部横断面,从前缘至后缘。

(4)实质厚度:冠状断面的中部,从肾窦的外缘至肾实质的外缘。

(5)肾盂前后径:在短轴断面测量肾盂的前后径。膀胱排空后<1 cm。

(6)肾窦宽径从肾窦高回声的内侧缘到外侧缘。肾门部横断面似"马蹄"形。此断面应显示肾门结构,并使显示的前后径(厚度)和宽径最小。测量肾脏厚度应从前缘至后缘。

正常人肾脏超声测量的参考值：①男性成人，肾长径（10.7 ±1.2）cm，宽径（5.5±0.9）cm，厚径（4.4±0.9）cm，实质厚（1.1～1.8）cm。②女性成人，肾长径（10.3±1.3）cm，宽径（5.3±1.0 cm），厚径（4.1 ±0.8）cm，实质厚（1.1～1.6）cm。左肾略＞右肾，但是长径相差＜1.5 cm。③小儿，肾脏长径随年龄增长而变化，其正常值为出生时（4.0～5.0）cm，1 岁（5.5～6.5）cm，5 岁（7.5～8.5）cm，10 岁（8.5～10.0）cm。

肾脏体积可以用公式 V＝1/2（长×宽×厚）估测。出生时约 20 cm³；1 岁约 30 cm³；18 岁约 155 cm³。

由于经长轴和短轴测量都可出现误差，所以各个方向的测量值均不很准确。肾脏长径、宽径容易低估，而厚度容易高估。

正常肾血管阻力较小，肾动脉主干、叶间动脉和弓形动脉均可见较高的舒张期血流。正常成人肾动脉多普勒测值：①主肾动脉血流峰值 50～150 cm/s。②舒张末期血流速度＜50 cm/s。③加速度＞300 cm/s。④加速时间＜80 毫秒。⑤主肾动脉血流峰值/主动脉血流峰值＜3。⑥肾内动脉阻力指数＜0.7（与年龄有关）。

## 四、肾脏正常变异的声像图

肾脏先天性变异在泌尿系统疾病中占有较大比例。部分可能酷似肿瘤，有人称其为"假肿瘤"。熟悉其声像图表现对鉴别诊断有重要帮助。

### （一）肥大肾柱

突入肾窦的等回声结构，与正常肾皮质无分界，回声与实质回声一致，与肾窦分界清晰，大小一般不超过 3 cm。彩色多普勒和能量多普勒显示其血供与正常肾组织一致，无横向或方向小动脉穿入。超声造影该结构与肾皮质增强时相与强度相同。

### （二）驼峰肾

单驼峰征是肾脏常见的一种变异，与肥大肾柱相反，声像图表现为左肾外侧缘实质的局限性向外隆起，回声与肾实质相同（图 7-6），血流灌注特征与毗邻的肾实质相似，与肾脏的肿块容易鉴别。

### （三）结合部实质缺损

也称永存性肾胚胎分叶、肾叶融合线。常位于肾实质的上前段，表现为线状或三角形高回声结构(图 7-7)。结合部实质缺损是由胚胎时期肾小叶连接处的肾窦延伸所致,它们同病理性损害的鉴别要点是位置特殊,并且通过一个被称为肾内隔膜的高回声线同中央部的肾窦相延续。

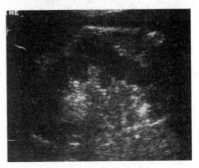

图 7-6　驼峰肾

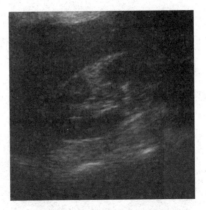

图 7-7　肾实质结合部缺损

### (四)分叶肾和肾叶畸形

胎儿期肾实质呈分叶状,在 4～5 岁前消失。若到成人仍保留肾分叶痕迹,称分叶肾。分叶肾是一种常见变异,易被误认为是慢性感染所致的肾脏瘢痕形成。二者的鉴别点在于前者肾脏表面的切迹不会像肾瘢痕那样覆盖到髓质锥体上面,而是仅仅覆盖在肾锥体之间,其下方的髓质和皮质是正常的。

肾叶畸形常见于肾旋转不良时肾叶的融合异常。当肾叶过分突向外周时,肾表面局部隆起,形成一个假瘤样结节(图 7-8)。声像图显示肾窦回声区内与肾实质无分界且回声一致的团块,CDFI 显示团块两侧有叶间动脉,皮髓质间有弓状动脉。

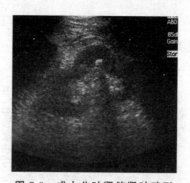

**图 7-8　成人分叶肾伴肾叶畸形**

左肾表面结合部实质缺损伴肾叶畸形,畸形肾叶内有结石,酷似肿瘤

　　分叶肾和肾叶畸形一般无临床表现,偶尔有血尿者,极易误认为肾肿瘤。超声造影可以显示与肾实质同步一致的灌注,以明确诊断。

### (五)肾窦脂肪沉积

　　肾窦由纤维结缔组织、脂肪、淋巴管和血管组成,正常声像图显示为椭圆形高回声结构。肾窦大量脂肪沉积可使肾窦回声增强,范围增大。常见于老年人。

### (六)肾外肾盂和分支肾盂

　　通常情况下,肾盂是位于肾窦内的三角形结构。肾外肾盂往往部分或者全部超出肾脏的边界,声像图上显示肾脏中部囊性区域(图 7-9)。当患者由仰卧位转为俯卧位时,扩大的肾外肾盂往往能够缩小。

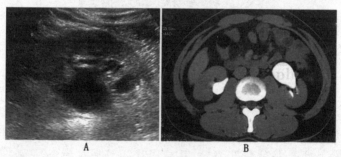

**图 7-9　肾外肾盂**

A.声像图显示左肾门部无回声区,肾盏扩张;B.同侧 CT 显示肾盂位于肾外,明显扩张

## 五、常见疾病

### (一)肾弥漫性病变

#### 1.病理与临床

肾弥漫性病变是指各种原因造成的肾脏炎性、非肿瘤性病变,主要是肾实质

的损害。急性期病变包括急性肾小球肾炎、过敏性紫癜、药物或毒物引起的中毒性肾小球肾炎等,主要的病理变化为肾实质充血、肿胀、炎症细胞的浸润,肾脏常有不同程度的增大。慢性期病变包括慢性肾小球肾炎、慢性肾盂肾炎、高血压肾病、狼疮肾、糖尿病肾病等,疾病早期病理变化多样,但后期病理变化比较一致,均为肾毛细血管腔逐渐狭窄、闭塞,引起肾小球缺血、萎缩、硬化,肾小管、肾单位也随之萎缩,间质纤维化,肾实质明显变薄,肾脏小而硬。临床可表现为蛋白尿、血尿、水肿、高血压等,后期可发展为肾功能不全以致肾衰竭。

2.声像图表现

病变早期声像图无明显变化;当肾脏有充血、水肿时,双肾肿大,肾实质(锥体更明显)回声减低,低于脾脏回声,肾实质增厚;当结缔组织增生明显时,肾实质回声增强,双肾可稍大或缩小,也可在正常范围内;当病变以萎缩、纤维化为主时,双肾缩小,肾实质回声增强、变薄,皮髓质分界不清,结构紊乱(图 7-10)。

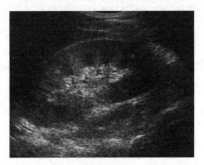

**图 7-10 肾弥漫性病变声像图**

图示病变肾脏,肾实质回声增强

3.鉴别诊断

本病需与先天性肾发育不良鉴别,前者多双侧发病,肾结构有改变;而后者常单侧发病,以肾缩小为主,肾结构正常。

**(二)肾囊肿**

1.病理与临床

肾囊肿分为皮质囊肿、肾盂旁囊肿、肾盂源性囊肿、肾髓质囊肿等。各种肾脏囊性病变的发病机制有所不同,可发生于皮质、髓质或皮髓质连接处。本病多无临床症状,囊肿较大时,侧腰部胀痛,可引起压迫症状;囊肿合并感染时,除局部胀痛外,尚有发热等感染症状;肾盂旁囊肿引起肾脏梗阻时还可引起肾积水,影响肾功能,也可继发肾性高血压,有时可引起血尿。

**2.声像图表现**

孤立性肾囊肿多数发生在单侧,呈圆形或椭圆形,位于肾皮质,较大者常向肾表面隆起、凸出,内部为无回声,壁薄、光滑,后方回声增强;多发性肾囊肿肾内可见多个呈圆形或椭圆形无回声,亦来自肾皮质,声像图表现与孤立性肾囊肿相同,较大者常向肾表面隆起(图7-11)。

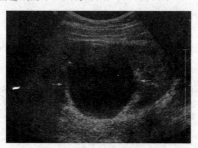

**图 7-11　孤立性肾囊肿声像图**

箭头所示为肾囊肿,内部为无回声,壁薄、光滑,后方回声增强

**3.鉴别诊断**

本病应与多囊肾鉴别。前者肾脏多为局限性增大,可单侧或双侧发生,囊肿之间能够显示正常肾实质回声;而后者肾脏为普遍性增大,累及双侧,囊肿间无正常肾实质结构回声,且常合并多囊肝。

**(三)多囊肾**

**1.病理与临床**

多囊肾是一种常见的先天性遗传性疾病,可分为成人型和婴儿型。其发展缓慢,病情较轻者无明显症状,病情较重者主要临床表现有腰腹部胀痛、恶心、呕吐、间歇性血尿和季肋部触及肿块等,晚期随肾功能减退可出现尿毒症症状。

**2.声像图表现**

(1)肾轮廓增大,形态失常。

(2)肾实质内显示无数大小不等的无回声,呈弥漫性分布,互不相通。

(3)未能显示正常的肾实质。

(4)肾动脉血流阻力指数明显增高(图7-12)。

**3.鉴别诊断**

参见"肾囊肿"。

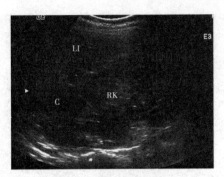

**图 7-12 多囊肾声像图**

肾脏增大,实质内间无数大小不等的无回声,呈弥漫性分布,互不相通(LI:肝脏;C:囊肿;RK:右肾)

## (四)孤立肾

**1.病理与临床**

孤立肾为单侧肾缺如,是肾脏先天性发育异常。患者往往无明显不适。

**2.声像图表现**

(1)单侧肾脏明显较正常均值大,但形态和结构未见明显异常。

(2)对侧正常肾脏位置、腹部、盆腔均未能发现肾脏结构。

**3.鉴别诊断**

本病诊断需慎重,须排除肾异位、游走肾、肾萎缩或肾发育不全。

## (五)马蹄肾

**1.病理与临床**

马蹄肾又称蹄铁形肾,本病有 90% 为肾脏下极相连,形状像马蹄而得名。本病由胚胎早期两侧肾胚基在两脐动脉之间融合在一起而导致,融合部分称为峡部,由肾实质或结缔组织构成。其肾盂因受肾融合的限制,不能正常旋转,输尿管越过融合部前面下行,由于引流不畅,易出现积水、感染和结石,也易并发膀胱输尿管反流。患者可无任何症状,在体检中偶然被发现。或可出现肾盂积水、尿路感染或结石,因脐周痛、胃肠不适和下腹部肿块而就诊。

**2.声像图表现**

超声显示肾脏增大增长,形态失常,向内下走行,双肾下极横跨腹主动脉和下腔静脉前方而连成一体。肾皮髓质分界清,结构清。CDFI:肾内血流分布未见明显异常(图 7-13)。

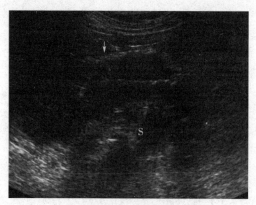

**图 7-13　马蹄肾声像图**

箭头所示为双肾下极融合后横跨脊柱处(S:脊柱)

3.鉴别诊断

本病属先天性异常中比较常见的一种,声像图比较典型,容易诊断。马蹄肾需与腹膜后纤维化或腹膜后肿物相鉴别。马蹄肾虽亦位于腹膜后,但仔细观察其内可见肾窦回声,不包裹血管。而后两者内部无肾窦回声,腹膜后纤维化常包裹血管而生长,不难鉴别。

**(六)肾积水**

1.病理与临床

肾积水发生于尿路梗阻后,多由上尿路梗阻性疾病所致,常见原因为先天性肾盂输尿管连接部狭窄、输尿管结石等;长期的下尿路梗阻性疾病也可导致肾积水,如前列腺增生、神经源性膀胱功能障碍等。主要临床表现为肾区胀痛,腹部可触及囊性肿块。不同的梗阻病因,可产生相应的临床表现与体征。

2.声像图表现

(1)肾窦回声分离,其间出现无回声,且无回声相互连通。

(2)如合并输尿管积水,则无回声与输尿管相连通。

(3)轻度肾积水,肾实质及肾外形无明显改变。中度以上肾积水,肾脏明显增大。重度肾积水,肾实质受压变薄(图 7-14)。

3.鉴别诊断

(1)与正常肾盂的鉴别:大量饮水、膀胱充盈及有关药物可引起肾盂、肾盏的生理性分离,但生理性分离一般不超过 1.5 cm,且解除有关影响因素后可恢复正常。

(2)严重的肾积水需与多发性肾囊肿或多囊肾鉴别:前者无回声相互连通,而后两者无回声相互不连通。

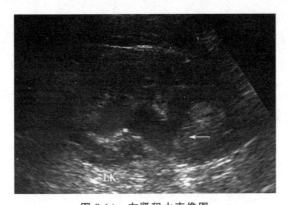

**图 7-14 左肾积水声像图**

箭头所示为扩张的肾盂肾盏(LK:左肾)

### (七)血管平滑肌脂肪瘤

**1.病理与临床**

肾血管平滑肌脂肪瘤多见于女性,以单侧肾发病为主,双侧肾发病多伴有结节性硬化。肿瘤无包膜,呈圆形或类圆形。多无临床症状。较大的肿瘤常有内部出血,当肿瘤出血时,患者会突发急性腹痛、腰部肿块、血尿和低热,严重时会发生休克。

**2.声像图表现**

(1)可分两种类型:一种为边界清晰的圆形高回声,内部回声不均,后方回声无明显衰减。另一种呈洋葱切面样图像,由高、低回声相间的杂乱回声构成,边缘不规则,呈毛刺样改变。

(2)肿瘤较小时,肾外形无明显改变。较大的肿瘤常使肾脏变形,肾窦偏移(图 7-15)。

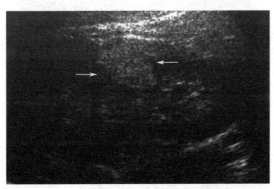

**图 7-15 肾血管平滑肌脂肪瘤声像图**

3.鉴别诊断

本病主要应与肾癌相鉴别。血管平滑肌脂肪瘤一般较肾细胞癌回声更强，周边呈毛刺样改变，且内部回声可以不均匀，一般无出血、坏死等囊性区域，血供不丰富；而肾癌边界常清晰，内部常有出血、坏死等囊性区域，血供较为丰富。

### (八)肾细胞癌

1.病理与临床

肾细胞癌简称肾癌，好发年龄为中老年，男性多于女性，多为透明细胞癌，起源于肾小管上皮细胞，可发生于肾实质的任何部位，但以上、下极为多见，少数侵及全肾；左、右肾发病机会均等，双侧病变占1%~2%。早期肾癌可无明显临床症状和体征。血尿为肾癌的主要临床表现，多数为无痛性血尿。生长在肾周边部或向外发展的癌肿，出现血尿时间较晚，往往不易及时发现。晚期肾癌有发热、消瘦等恶病质症状。

2.声像图表现

(1)肾内出现占位性病灶，呈圆形或椭圆形，边界清晰，但晚期肾癌向周围浸润时，边界常不清晰。

(2)肿瘤内部回声多变，较小的肾癌以低回声或高回声为主，中等大小的肾癌多呈低回声，较大的肿瘤以混合性回声、等回声或低回声为主(图7-16)。

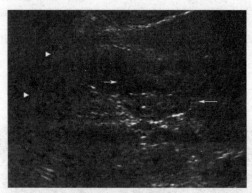

**图 7-16　肾癌声像图**

箭头所示为肾癌，内部回声不均，呈椭圆形，边界清晰

(3)依据生长方向和发生部位不同，肾癌可压迫肾窦或侵犯肾窦或肾包膜。

(4)肾癌晚期，可侵犯或随血行转移至肾静脉和下腔静脉，表现为静脉内径增宽，内有低回声。

3.鉴别诊断

超声作为一种常规的影像学探查手段,能较好地发现小的肾占位,再结合增强 CT 等检测手段,能够较早地发现和诊断那些无症状的小肾癌。在探查中,应注意以下情况。

(1)与肥大的肾柱鉴别:由于等回声型肾癌与正常肾实质回声相近,当肿瘤边界不清时,可被误诊为肥大的肾柱。一般来说,肥大的肾柱与肾皮质回声相同,且与肾皮质相延续,CDFI 显示内部可见正常血管穿行。

(2)与血管平滑肌脂肪瘤的鉴别:见"血管平滑肌脂肪瘤"。

(3)与单纯肾囊肿的鉴别:文献报道非典型肾囊肿(壁不规则或增厚、囊内有回声、有钙化、后方回声增强效应减弱等)中有 42% 为肿瘤,所以对于不典型肾囊性肿块,仔细观察其内部回声特点及囊壁情况有助于作出正确判断。

(九)肾盂癌

1.病理与临床

肾盂癌系发生在肾盂或肾盏上皮的一种肿瘤,约占所有肾肿瘤的 10%,主要为肾移行细胞癌,左、右肾发病率无明显差异,双侧同时发生者,占 2%~4%。本病多发生于 40 岁以后的中老年,男性多于女性,单发或多发,也可与输尿管、膀胱等多部位并发。有 70%~90% 的患者临床表现为无痛性、间歇性、肉眼全程血尿,少数患者因肿瘤阻塞肾盂输尿管交界处后可引起腰部不适、隐痛及胀痛,偶可因凝血块或肿瘤脱落物引起肾绞痛,因肿瘤长大或梗阻引起积水出现腰部包块者少见,尚有少部分患者有尿路刺激症状。晚期患者出现贫血及恶病质。

2.声像图表现

典型超声表现为肾窦内的实性低回声区,部分肾窦强回声中断或扩张,或直接看到分离的输尿管、肾盂内有不规则实性肿物存在。CDFI:血流不丰富(图 7-17)。

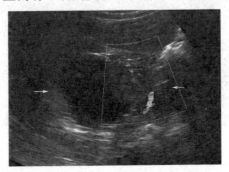

**图 7-17　肾盂癌彩色多普勒声像图**

箭头所示为肾盂癌,CDFI 周边和内部见血流信号。肾盂癌旁可见呈无回声的扩张肾盂

3.鉴别诊断

肾盂癌＜1 cm 或呈浸润性生长的扁平状肿瘤时,超声探查难以发现,当超声探查阴性时,并不能排除肾盂癌,还应做其他进一步探查。超声诊断肾盂癌,敏感性较差,但是患者有血尿时,超声探查具有辅助诊断的作用。肾盂癌需与肾盂腔内血凝块鉴别,后者为扩张的无回声暗区内形成不规则低回声光团,与肾盂肿瘤十分相似,但在患者体位变动时可有移位,而肾盂癌不会因为患者体位变动而发生位置变化。

### (十)肾结石

1.病理与临床

肾结石是泌尿外科的常见疾病,是由于患者代谢障碍、饮水过少等,尿液中的矿物质结晶沉积在肾盂、肾盏内。根据结石成分的不同,肾结石可分草酸钙结石、磷酸钙结石、尿酸(尿酸盐)结石、磷酸铵镁结石、胱氨酸结石及嘌呤结石六类。大多数结石可混合两种或两种以上的成分。腰痛和血尿是肾结石的主要症状,且常在活动后发作或加重。腰痛多为钝痛或绞痛,并沿患侧输尿管向下放射。合并感染时,血尿和脓尿可同时发生。

2.声像图表现

肾结石的典型声像图为强回声团,其后方伴声影,结石周围有尿液形成的无回声带。但其声像图表现也因结石的大小、成分、形态和部位而有一些变化。有的结石后方声影可能较弱或无明显声影,有的结石可随体位改变而移动。如结石引起梗阻,可出现肾盂或肾盏扩张(图 7-18)。

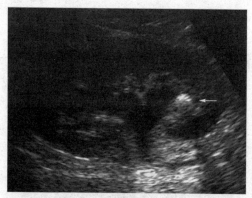

**图 7-18　肾结石声像图**

箭头所示为肾窦区扩张的下盏内的结石,呈团状强回声,后方有声影

3.鉴别诊断

肾结石的声像图表现较为复杂,应与肾窦灶性纤维化、肾内钙化灶鉴别。后两者病变不是位于肾盂或肾盏内,不随体位改变移动,其周围无尿液形成的无回声带。

# 第二节　输尿管疾病

## 一、输尿管超声解剖

输尿管是一对细长肌性的管状器官,上端起于肾盂,下端止于膀胱三角区。长 20～34 cm。其管径粗细不均,为 0.5～0.7 cm。输尿管全长分为腹段(上段)、盆段(中段)和膀胱壁段(下段)。

腹段起自肾盂输尿管连接部,沿腰大肌前面下行,止于跨越髂总动脉处。盆段自总动脉前方,向下后内侧移行,并经盆底的结缔组织直达膀胱后壁。膀胱壁段斜穿膀胱壁,在膀胱后方向下内侧移行,止于膀胱三角区的输尿管嵴外侧端——输尿管口处。

每侧输尿管有 3 个狭窄处,其内径为 2 mm 左右,即第一狭窄位于肾盂和输尿管移行处;第二狭窄位于越过髂总动脉或髂外动脉处;第三狭窄为膀胱壁内侧。狭窄部是结石阻塞的常见位置(图 7-19)。

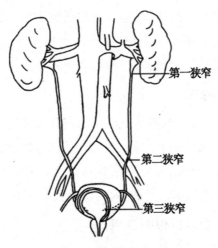

图 7-19　输尿管的 3 个狭窄处

## 二、输尿管超声检查技术

探头频率多用 3.5~5 MHz,在保证扫查足够深度的情况下,尽可能使用高频率探头,以提高分辨力。应在膀胱充盈后检查,并尽量避免肠气干扰。检查方法有以下 3 种途径。

### (一)经腹壁检查

仰卧位或侧卧位。显示肾门后,追踪显示输尿管至盆部。亦可分别在下腔静脉或腹主动脉外侧1~2 cm处寻找扩张的腹段输尿管,向下追踪盆部输尿管。第二狭窄部在两侧髂总动脉末端及髂外动脉前方寻找。以充盈膀胱作为透声窗,能显示膀胱壁段和两侧输尿管口。检查过程中着重观察结石易存留处,即输尿管的 3 个生理狭窄部。输尿管肿瘤或转移性肿瘤压迫可发生在输尿管的任何部位,因此,重点应在扩张的输尿管中断处仔细寻找。

### (二)经背部检查

俯卧位。显示扩张积水的肾盂,然后显示肾盂输尿管连接部,若该部输尿管也扩张积水,则向下作滑行扫查,追踪扫查至腹段输尿管。检查过程中,重点观察输尿管第一狭窄部有无病变。

### (三)经直肠或经阴道检查

中度充盈膀胱,向前外侧倾斜扫查显示膀胱三角区,寻找输尿管开口,然后调整扫查平面,以显示输尿管盆段的下端。

膀胱高度充盈后检查,有助于提高输尿管梗阻性病变的显示率。

对输尿管膀胱壁段病变的检查,可因膀胱无回声区后方回声过强,可能掩盖病变的回声。适当抑制远场增益,探头适当加压扫查特别重要。但对体型较瘦的患者过分加压可以使扩张的输尿管压瘪,以致不能显示。

## 三、正常输尿管声像图

正常输尿管内径狭小,超声不易显示。对瘦体型或肾外型肾盂者,有时可显示肾盂输尿管连接部。嘱受检者膀胱充盈后检查,以膀胱作为透声窗,可显示输尿管膀胱壁段。声像图所见该两处输尿管均呈回声较强的纤细管状结构,其内径一般不超过 5 mm,管壁清晰、光滑,内为细条带形无回声区。

## 四、输尿管基本病变的声像图表现

几乎所有的输尿管疾病都可引起尿液引流阻碍,导致肾盂和近端输尿管扩张。扩张的输尿管呈无回声管状结构,壁薄而光滑。这一征象很容易被发现。因此,它既是输尿管病变的主要间接征象,又是寻找病变的向导。扩张的末端为病变所在部位。结石表现为管腔内的强回声团,管壁回声正常;肿瘤表现为局限性软组织团块或管壁不规则增厚;炎性狭窄表现为管壁均匀性增厚。

### 五、常见疾病

#### (一)输尿管结石

**1.病理与临床**

90%以上输尿管结石为肾结石降入输尿管,原发于输尿管的结石很少见,除非存在输尿管梗阻病变。临床上通常表现为腰部出现阵发性绞痛或钝痛,常伴有不同程度的血尿。由于输尿管结石大都来自肾,故痛点会随结石的移动而向下移动。

**2.声像图表现**

肾盂、输尿管扩张,扩张的输尿管中断处,其内可探及圆形、椭圆形或弧形强回声,后方有声影,与输尿管管壁分界清楚。当结石较小或质地较疏松时,后方可无声影(图 7-20)。

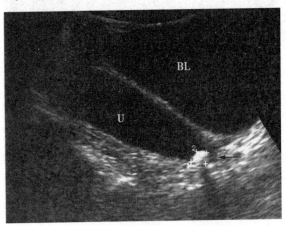

**图 7-20　输尿管结石声像图**

箭头所示为扩张的输尿管内的结石,呈团状强回声,后方有声影(U:输尿管;BL:膀胱)

**3.鉴别诊断**

典型的输尿管结石超声较易诊断,不典型的输尿管结石应注意与输尿管肿瘤相鉴别。输尿管肿瘤患者常有无痛性血尿发生,肿瘤回声较结石低,有些患者以输尿管管壁不规则增厚为特点,肿瘤与输尿管管壁分界不清,肿瘤较大时,对周围组织有浸润。

### (二)输尿管囊肿

#### 1.病理与临床

输尿管囊肿又称输尿管膨出,是指具有膀胱黏膜的下输尿管囊性扩张,致输尿管底部膨胀引起,囊肿外覆膀胱黏膜,内衬输尿管上皮,中间为肌纤维和结缔组织。输尿管囊肿轻者常无明显症状,重者出现下尿路梗阻症状,如排尿不畅等。输尿管梗阻可引起肾功能损坏,甚至导致尿毒症的发生。合并感染时有脓尿、血尿、尿频、尿急、尿痛等症状。

#### 2.声像图表现

在膀胱三角区可探及圆形或椭圆形无回声区,壁薄而光滑,其大小随输尿管蠕动有节律性变化,可合并同则输尿管和肾盂不同程度的扩张。囊肿内合并结石时出现相应的声像图表现(图 7-21)。

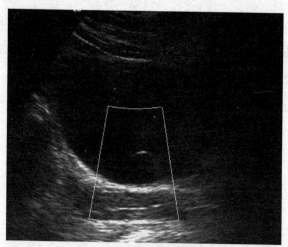

图 7-21　输尿管囊肿声像图

#### 3.鉴别诊断

一般情况,超声依据其典型的声像图表现对本病能作出正确判断。需注意与输尿管脱垂和输尿管憩室相鉴别。

### (三)输尿管肿瘤

#### 1.病理与临床

原发性输尿管肿瘤在临床上较少见,约占尿路上皮性肿瘤的 1%,以移行细胞癌为多,好发于41～82岁的男性患者,约有 3/4 发生于输尿管下段。输尿管癌具有多中心性,即容易合并肾盂癌和膀胱癌,输尿管本身也可呈多发肿瘤状态。早期多无症状,患者常因无痛性血尿来就诊。

2.声像图表现

当病变较小、未引起尿路梗阻时,超声很难发现病变所在。当肿瘤引起输尿管梗阻时,梗阻处输尿管管壁不均匀性增厚、变形,有僵硬感。肿瘤常为低回声或稍强回声,梗阻处以上肾盂输尿管扩张(图 7-22)。CDFI 有时可显示肿瘤内有血流信号。

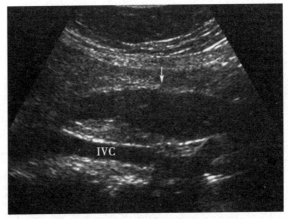

**图 7-22　输尿管癌声像图**

箭头所示为输尿管上段的实性占位,呈低回声(IVC:下腔静脉)

# 参 考 文 献

[1] 李林泽,徐小丽,李晓青,等.实用急诊与介入超声[M].哈尔滨:黑龙江科学技术出版社,2021.

[2] 顾育训.实用超声诊断[M].西安:西北大学出版社,2020.

[3] 颜芬.临床超声诊断[M].汕头:汕头大学出版社,2019.

[4] 周琦.甲状腺疾病超声图谱[M].北京:科学技术文献出版社,2021.

[5] 王聪.超声影像诊断精要[M].北京:科学技术文献出版社,2019.

[6] 胡晗宇,张术波,周玉堂.现代常见疾病超声诊断技术[M].汕头:汕头大学出版社,2020.

[7] 张晟.颈部常见肿瘤超声诊断图谱[M].天津:天津科学技术翻译出版有限公司,2021.

[8] 隋桂玲.现代超声临床诊断[M].广州:世界图书出版广东有限公司,2019.

[9] 叶玉泉.实用腹部疾病超声诊断[M].哈尔滨:黑龙江科学技术出版社,2020.

[10] 喻红霞.新编临床超声诊断[M].长春:吉林科学技术出版社,2019.

[11] 赫文,王晓蕾,王璟璐.肿瘤超声诊断与综合诊疗精要[M].北京:中国纺织出版社,2021.

[12] 黄健源.超声临床新思维[M].南宁:广西科学技术出版社,2019.

[13] 姜玉新,张运.超声医学[M].北京:人民卫生出版社,2020.

[14] 廖建梅,杨舒萍,吕国荣.现代妇科超声诊断与治疗[M].福州:福建科学技术出版社,2021.

[15] 韩颖.临床妇产科超声[M].北京:科学技术文献出版社,2019.

[16] 刘伊丽,宾建平,查道刚.超声造影学[M].北京:人民卫生出版社,2021.

[17] 杨高怡,张文智,徐栋.浅表淋巴疾病超声诊断[M].北京:中华医学电子音

像出版社,2019.

[18] 陈桂红.超声诊断与临床[M].北京:科学技术文献出版社,2020.

[19] 刘勋,魏玺.浅表软组织疾病超声诊断与病理对照图谱[M].北京:科学技术文献出版社,2021.

[20] 张宇虹.超声科速查[M].北京:人民卫生出版社,2020.

[21] 吕建林.实用泌尿超声技术[M].北京:中国科学技术出版社,2021.

[22] 刘丽文.血管超声[M].北京:科学出版社,2019.

[23] 唐军.实用妇科盆底与超声[M].北京:中国医药科技出版社,2021.

[24] 徐辉雄,张一峰.肝胆胰脾疾病超声造影[M].上海:上海科学普及出版社,2019.

[25] 刘红霞,梁丽萍.超声诊断学[M].北京:中国医药科技出版社,2020.

[26] 武心萍.甲状腺及甲状旁腺结节超声诊断图谱[M].南京:江苏凤凰科学技术出版社,2021.

[27] 魏咏梅.实用超声诊断与处理[M].长春:吉林科学技术出版社,2019.

[28] 杨映霞.现代临床超声诊断技术与应用[M].哈尔滨:黑龙江科学技术出版社,2020.

[29] 陈宝定,李嘉,邓学东.超声新技术临床应用[M].北京:科学技术文献出版社,2021.

[30] 牛秋云.简明超声医学精要[M].长春:吉林科学技术出版社,2019.

[31] 孙聪欣.实用产前超声诊断[M].哈尔滨:黑龙江科学技术出版社,2020.

[32] 张小丽,李普楠,张中华.超声诊断学[M].北京:中国纺织出版社,2021.

[33] 汪贤臣,赵博文,李世岩,等.胎儿心脏超声智能导航技术在法洛四联症中的诊断效能[J].中国医学影像学杂志,2021,29(6):603-608+613.

[34] 杨启,吕新远,万春.原发性肝癌的超声特征及联合 AFP、CEA 的诊断价值[J].中国现代普通外科进展,2021,24(1):61-63.

[35] 陈焱.经阴道超声在早期筛查异位妊娠中的诊断应用价值分析[J].影像研究与医学应用,2021,5(16):103-104.

[36] 闫昆吾,田晓菲,孟娜,等.超声定位输尿管软镜治疗肾囊性疾病的临床分析[J].中国微创外科杂志,2020,20(6):527-529.

[37] 何茜,蔡超,李玉.64 排螺旋 CT 联合超声对冠心病患者的诊断价值[J].中国 CT 和 MRI 杂志,2021,19(7):93-96.